临床医学研

U0266870

主　编　曹广文　邵中军

副主编　李亚斐　刘　淼

编　委　(以姓氏笔画为序)

王盛书　中国人民解放军总医院

吉兆华　空军军医大学

向　颖　陆军军医大学

邬　娜　陆军军医大学

刘　昆　空军军医大学

刘　淼　中国人民解放军总医院

李亚斐　陆军军医大学

杨姗姗　中国人民解放军总医院

张宏伟　海军军医大学

张维璐　空军军医大学

邵中军　空军军医大学

殷建华　海军军医大学

曹广文　海军军医大学

谭晓契　海军军医大学

科学出版社

北京

内 容 简 介

本书从临床医学研究中常见方法入手，对研究方法的主要内容进行理论讲解，同时结合实际的案例对方法的实际运用进行介绍，有助于读者对研究方法的理解和掌握。全书共七个方面的内容，主要包括现况研究、病例对照研究、队列研究、随机对照临床试验、真实世界研究、诊断试验和系统评价与 meta 分析。本书由长期从事医学教学和科研工作的专家共同完成，实用性强、内容丰富，理论与实践相结合的特点明显。

本书主要适用于从事临床医学研究的临床医生、研究生、进修医师，以及开展临床医学研究相关人员作为学习的教材；同时也可以作为其他专业的研究生和本科生的参考书。

图书在版编目（CIP）数据

临床医学研究理论与实践 / 曹广文，邵中军主编. —北京：科学出版社，2023.2
ISBN 978-7-03-074480-7

Ⅰ. ①临… Ⅱ. ①曹… ②邵… Ⅲ. ①临床医学 Ⅳ. ①R4

中国版本图书馆 CIP 数据核字（2022）第 252473 号

责任编辑：胡治国 / 责任校对：邹慧卿
责任印制：赵　博 / 封面设计：陈　敬

科学出版社 出版
北京东黄城根北街 16 号
邮政编码：100717
http://www.sciencep.com

北京富资园科技发展有限公司印刷
科学出版社发行　各地新华书店经销
*
2023 年 2 月第　一　版　　开本：720×1000　1/16
2024 年 7 月第二次印刷　　印张：10 1/2
字数：236 000
定价：69.80 元

前　　言

  临床医学研究在解决临床实际问题方面发挥着重要的作用，受到关注的程度日趋加强。以临床工作中遇到的问题为出发点，通过临床研究探明其中的原因并将研究结果用于指导临床实践，对临床诊疗水平提高具有较大的实际价值。在实际工作中，如何正确运用相关的研究方法以提高研究结果的准确性和可靠性，一直是临床医学研究重点关注的问题。

  现代医学领域新知识和新技术的迅速发展，对临床医师的综合素质提出了更高的要求。正确掌握和运用临床医学研究常用的方法是科学开展研究的基础，以临床为基础的研究不但可以快速提高临床诊疗水平，也可以促进临床医学科学的发展。一名优秀的临床医师不仅要成为诊治疾病的专家，更要善于总结和思考，对复杂的临床现象进行科学的分析，通过合理的科研设计，采用正确的研究方法以得出科学结论。所以，开展临床医学研究所需要的技术与方法不但是临床医师应掌握的知识，而且是临床医师应当具备的实际能力。本书结合实际需求，针对临床医学研究中常见的方法，以提高实际运用能力为出发点，通过理论与实践相结合的方式进行相关内容的讲解。在每章基础理论知识介绍后都结合具体的实例进行实际运用的分析。涵盖的内容包括现况研究、病例对照研究、队列研究、随机对照临床试验、真实世界研究、诊断试验和系统评价与 meta 分析。本书适用于从事临床医学研究的临床医生、研究生、进修医师，以及开展临床医学研究相关人员作为学习的教材；同时也可以作为其他专业的研究生和本科生的参考书。

  多位专家对本书的编写给予了精心指导和耐心帮助，并对本书提出了宝贵的意见和建议；许多同志对书稿的校对和编排付出了辛勤的工作，在此表示真诚的感谢！

  尽管本书的编者付出了最大的努力，但由于学识水平有限和经验不足等原因，书中的内容会存在不足之处，恳请广大读者和同道们批评指正。

编　者

2022 年 9 月

目　　录

第一章 现 况 研 究

现况研究是流行病学研究方法的基础，是了解人群疾病与健康状况的重要手段，属观察性研究。现况研究既有对现在状态调查，也含有对过去暴露因素的回顾。现况研究可以提供一定的病因线索，但其主要目的是了解人群疾病与健康状态的流行状况和分布特征。研究结论可为进一步的流行病学研究提供线索，也可为采取有针对性的疾病预防和控制措施提供依据。现况调查适合病程较长的疾病分布描述。

第一节 概 述

一、现况研究概念

现况研究（cross-sectional study），又称患病率研究、横断面研究或描述性研究，是在某一特定时间内对某一特定范围内人群中的疾病或健康状况和特定因素进行调查，用以描述疾病或健康的状况及特定因素的分布特征，揭示它们的相互关联关系。现况研究可同时采集特定时间内的健康、疾病资料，也可以涉及既往的暴露史，与病例对照研究略有相似，因此也具有一定的分析性研究的属性。但其重点在于了解疾病与健康状态的流行状况。通过疾病和暴露的关联分析，产生病因假设，为下一步开展分析性研究检验该假设提供了线索。

二、目的和用途

现况研究适用于慢性非传染性疾病（如糖尿病、肿瘤等）、慢性传染病（如慢性病毒性肝炎、肺结核、血吸虫病等）、伤害等疾病和健康状况的调查。对于发病急、病程短、具有自限性的疾病（如普通感冒、急性胃肠炎等）则不适用于进行现况调查。

现况研究主要用于：

（1）描述疾病或健康状况的分布特征：描述特定人群内某种疾病或健康状况在某一时期内不同时间、地区、人群的分布特征和危害程度，为政府相关部门制定疾病预防或人群健康促进措施提供科学依据。

（2）提供暴露因素与疾病或健康的病因线索：通过分析相关暴露因素与疾病或健康状况之间是否存在关联，寻找导致疾病发生的可能因素，逐步建立病因假设，为深入开展病因研究提供线索。

（3）评价预防措施的效果：对同一地区相对稳定的人群在实施干预措施前后分别进行现况研究，通过比较两次调查结果患病率或感染率等指标的差异，可以初步评价该干预措施的效果，为修订疾病防控措施和制定下一步规划提供数据支撑。

（4）为疾病监测提供基础数据：对某一地区特定人群进行长期、多次的现况研究，可以认识和了解疾病的分布规律和长期变化趋势。

（5）早期检出患者和疑似患者：通过现况研究，可以在人群中实现早期发现、早期诊断、早期治疗患者以及早期检出疑似患者的目的。

第二节　研究类型

现况研究分为普查和抽样调查两种类型。

一、普　　查

普查又称全面调查，是指在特定时间内对某一特定地区（或单位）的全体人员进行的调查或检查。普查的目的：①早发现、早诊断和早治疗某种疾病的患者，如特定人群上消化道疾病的普查，特定人群的肿瘤筛查；②了解疾病流行状况，如某地区的乙型肝炎、高血压、糖尿病等疾病的流行状况；③了解居民健康水平，如儿童发育状况的调查；④建立人体某些生理生化指标正常值范围，如甘油三酯、血铅等。

普查的优点在于：①可以同时调查几种疾病，发现全部病例；②选择研究对象相对简单；③对人群中的病例能够达到早发现、早诊断和早治疗；④数据分析过程中不需要进行参数估计和统计推断。缺点在于：①研究对象多，容易造成漏诊和误诊；②需要较多参加普查工作的人员，调查质量不易控制；③不适于调查患病率低及检查方法复杂的疾病。

二、抽样调查

抽样调查简称抽查，是通过随机抽样的方法，抽取一定比例的样本人群，通过对样本人群的疾病状况及其相关因素的调查，来估计或推测样本所在整体人群（总体）分布情况。随机化抽样，就是群体中每一个个体都有相同的机会被抽到。根据样本大小和群体异质性的差异，随机抽样有多种方法。抽样调查的优点是：①节省人力、物力和时间；②样本量小，组织相对容易，工作更细致。缺点：①不适用于患病率较低以及变异过大的对象人群的调查；②设计、实施及资料分析比普查复杂；③统计分析过程中要充分进行参数估计和统计推断，以样本人群推断总体分布特征，研究结论外延有一定的局限性。

第二节　抽样调查研究设计

选题需结合工作实际，在全面阅读文献了解国内外研究进展的基础上进行选题，确立调查目的，同时需兼顾创新性、科学性和可行性原则。

一、调查方法的选择

现况研究的对象是根据研究的目的进行确定的。在研究设计时可以根据调查的方式进行研究对象的选择。普查的研究对象是全部目标人群，样本量可大可小，即便是一个仅有数十人的小单位，如果结论不需要外延也属于普查。抽样调查的研究对象是根据研究目的所确定的目标人群，采用随机抽样的方法抽出有代表性的一部分人群，组成研究所需的样本。抽样调查在选择研究对象时，一定要考虑其代表性，即选定的调查对象群体要能代表产生该人群的总体特征，同时还需综合考虑调查目的、地域范围、调查人数及经费等情况选择普查还是抽样调查方法。如果选择抽样调查，需要运用随机化方法，即调查地域范围内每个成员都有同等被抽到的机会。只有真正做到随机，才能确保样本的代表性和研究结果的外推性。常用的抽样方法有简单随机抽样、系统抽样、分层抽样、整群抽样、多级抽样等。

（一）简单随机抽样

简单随机抽样（simple random sampling）是先将总体成员（N）中每个对象编号，利用随机数字表、抽签或其他随机方法抽取 n 个对象构成一个样本。总体中每个样本被抽中的概率是相等的。简单随机抽样方法比较简单可行，在总体和抽样样本数量不大时经常被应用。如果样本分布在一个较大的总体中时，抽样就比较困难，由于样本分散而增加了调查的工作量，增加了无应答率。

（二）系统抽样

系统抽样（systematic sampling）又称机械抽样、间隔抽样，是将总体对象中每一个样本按顺序编号，先随机抽取第一个样本（抽样起点），再依次按一定比例（或间隔）抽取其余样本的方法。例如，要从 100 个村庄中抽 10 个村庄进行调查，可先对 100 个村庄从 1 到 100 进行编号，计算抽样间隔为 10（10/100），在 1 到 10 号间采用简单随机抽样方法抽取 1 个村庄（假如抽中 6 号），以后每间隔 10 抽取 1 个，即抽取第 6、16、26……96 号共 10 个村庄作为调查对象。

（三）分层抽样

分层抽样（stratified sampling）是对异质性较大的人群采用的抽样方法，以降低混杂因素对结果的影响。具体做法是先按某些特征（如性别、城乡、经济水平等）将总体分为若干层（如按性别分为男性和女性，按城乡分为城市和农村），然后再从每一层内按简单随机抽样或系统抽样方法抽取样本组成。分层时要求每一层内变异越小越好，层间变异越大越好。分层抽样的抽样误差较其他抽样方法小，能够提高样本代表性和精确度。

（四）整群抽样

整群抽样（cluster sampling）以调查对象的群组为单位，从总体中随机抽取若干个群组作为调查单位，然后对被抽中群组中的所有成员均进行调查。整群抽样中的抽样单位不是个体而是群组，如社区、建制村、学校、医院、建制部队等，这些群组间的变异越小越可减少抽样误差。整群抽样易于组织实施，便于抽样和调查，节省了人力和物力，但是也存在抽样误差较大、样本量要求大、分析工作量大等缺点。

（五）多级抽样

多级抽样（multistage sampling）又称阶段抽样，首先从总体中先抽取范围较大的一级抽样单元，再从一级单元中抽取范围较小的二级单元；可根据实际需要，再依次抽取范围更小的三级单元、四级单元等，最后以最小的单元作为调查单位，即为多级抽样。抽样单元可按行政区域进行划分，各阶段抽样方法多用简单随机抽样法，亦可几种抽样法结合使用。多级抽样代表性好、精确度高，适用于大规模人群调查。

二、样本量估算

现况研究中估算样本量需掌握三个参数，即：①预期现患率或感染率（P），P 越大样本量越小。②容许误差（即样本现患率与总体现患率之间的差异，d），容许误差越大，所需要的样本量越小。③显著性水平（α）。

（一）计数资料

调查结果用率（如患病率或感染率）表示时，样本大小可用下列公式计算：

$$n = \frac{t^2 PQ}{d^2} \tag{1-1}$$

当 $\alpha=0.05$ 时，公式可简写为 $n = K\dfrac{Q}{P}$ $\tag{1-2}$

式中 n 为样本量，d 为容许误差，P 为预期现患率或感染率（可通过查阅文献或预调查获取），Q 为 $1-P$，t 为 α 对应的 t 值。当 $d=0.1P$ 时，$K=400$；当 $d=0.2P$ 时，$K=100$（表 1-1）。

例如，拟调查某单位糖尿病的患病情况，查文献知患病率为 20%，若调查的容许误差为 0.1P，请问需要调查多少样本？

将上述参数代入式 1-2，计算得知需要调查 1600 人。

$$n = K\frac{Q}{P} = 400 \times \frac{1-0.2}{0.2} = 1600$$

表 1-1　不同预期患病（阳性）率与容许误差的样本大小

预期患病（阳性）率	容许误差		
	0.1P	0.15P	0.2P
0.05	7600	3382	1900
0.075	4933	2193	1328

续表

预期患病（阳性）率	容许误差		
	0.1P	0.15P	0.2P
0.10	3600	1602	900
0.15	2264	1009	566
0.20	1600	712	400
0.25	1200	533	300
0.30	930	415	233
0.35	743	330	186
0.40	600	267	150

（二）计量资料

调查结果用计量资料（如均数、标准差等）表示时，样本大小可用下式计算：

$$n = \frac{t^2 s^2}{d^2} \qquad (1\text{-}3)$$

当 $\alpha=0.05$ 时，$t^2=4$，公式可简写为 $n = \frac{4s^2}{d^2}$ （1-4）

式中 n 为样本量，s 为总体标准差的估计值，d 为容许误差，t 为 α 对应的 t 值（可查阅医学统计学书籍）。

例如，拟调查某人群甘油三酯的水平，查文献知一般人群甘油三酯的标准差约为 0.3mmol/L，若容许误差为 0.03mmol/L，假设 $\alpha=0.05$，需要调查多少样本？

将上述参数代入式 1-4，计算得知需要调查 400 人。

$$n = \frac{4s^2}{d^2} = \frac{4 \times 0.3^2}{0.03^2} = 400$$

（三）样本容量的综合估计

通常一个现况研究设计可以针对多种疾病、多种因素同时展开研究，既有计量资料，也有计数资料，依据每种疾病、每个变量所估计的样本容量也会有所不同。通常首选样本量最大的设计方案，如果组织实施工作量超出预算范围，也可以选择一个折中的样本量方案。

三、确定调查内容与制定调查表

调查表的制定应根据调查内容来确定，一份完整的调查表应包括以下内容。

（一）标题

调查表的标题应简明扼要，一目了然，能够反映调查的基本内容，如"XXX健康状况调查表"、"XXX吸烟行为调查表"。

（二）说明信

说明信是指在询问正式的问题之前，给受访者所写的一封短信，简要说明调查者的身份，调查的目的和意义、保密问题、知情同意和致谢等，取得受访者的信任和支持而完成本次访谈。

（三）填表说明

为了能使调查员及受访者正确理解和回答问题，在说明信后或调查表相关问题后附有调查表的填写说明，包括对问题回答的方法、某些概念的解释等。对于简单的问卷，可以将填表说明放入说明信里而不必单独列出。

（四）问题和答案

问题部分是调查表设计的核心，直接反映研究目的和内容，也是花费时间最多的一项工作。问题可以是封闭式，也可以是开放式。问题要简单明了和通俗易懂，用词准确避免产生歧义，避免复合性或双重含义问题、避免倾向性和诱导性问题。

答案部分一般而言采用封闭式较好，即全部为选择题，一般不允许受试者自由作答。这样的问题分析起来会得心应手，结论也会比较可靠。经验而言，开放式问卷设计的问题及其答案分析起来非常困难，也不会得到"出乎意料"的结果。

调查表的问题部分主要包括：

1. 一般项目 用以了解受访者人口社会学的基本信息，如姓名、居住地、年龄、性别、文化程度、婚姻状况、职业、民族、联系方式等。收集这些信息，可以在以后的资料分析中作为分组变量，描述疾病或健康状况的分布情况，也可便于以后的随访查找。

2. 研究相关项目 ①临床症状和体格检查项目：包括相关疾病可能的临床症状和体征，B超、CT、心电图等影像学检查结果及身高、体重、腰围等测量结果；②实验室检测项目：包括微生物学、血清学、免疫学和生化学等指标，如血常规、尿常规、肝功能、肾功能、血脂等，到底检测哪些实验室项目，需要根据研究目的确定；③治疗和用药项目：如入院时间、住院时间、治疗和护理情况、用药情况、出院时间等；④流行病学项目：包括疾病家族史，与疾病发生、治疗和预后有关的因素，行为生活方式（如吸烟、饮酒、文体活动、精神心理状态等），疫苗接种史，职业暴露史等；⑤现场查看：对现场环境进行仔细查看，明确水源、厕所、食堂、空气污染等能够影响人群健康的因素的分布状况。

3. 核查项目 全部问题设计结束后，在调查表的最后可以附上一些核查项目，如调查员对调查对象回答情况的评价、调查员单位、调查员姓名、调查日期、审核人等。

调查表制订后，研究者可选择小部分人群进行预调查，根据预调查反馈的信息还可以对调查表存在的问题进行适当修改完善。在正式调查时需严格按照调查表的内容进行，不得随意更改调查表的内容。

四、资料收集

(一)资料收集的常用方法

现况研究中资料的收集一般通过调查表完成。常用的方法有面对面访谈、信访、电话访问和自填式问卷调查等,也可通过互联网在线调查、问卷星等手机 APP 进行调查。在有些情况下还需对调查对象做必要的体格检查(如身高、体重、血压等)以及实验室检查(如肝功能、肾功能等)。

面访是一种最普遍的资料收集方法,是调查者通过口头交谈等方式向被访问者了解所要的信息。这种调查方式的特点是调查时气氛比较和谐,有较高的应答率,收集的资料相对可靠。

信访是通过邮局传递、派人送发等方式将调查问卷交到被调查者手中,由被调查者自行填写,然后再返回给调查者。这种方式可节约人力、物力和财力,但是应答率不如面访高。

(二)培训调查员

在开展现况研究前,研究者需募集一定数量的调查员,调查员要有一定的文化修养,热情灵活,具有良好的职业道德,同时能够严守调查秘密。所有调查员无论专业与否都需进行统一培训,培训内容包括调查的目的、意义、调查方法、填表的注意事项等,要求每一名调查员都能够清楚调查表的内容并熟练应用。培训结束后对参加培训的人员进行考核,考核合格者才可参加调查。

五、资料的整理与分析

资料收集回来后,每份调查表应由专人仔细逐项核查,进行查缺补漏、纠错等,以确保原始资料的准确性和完整性。

(一)指标的计算

对于计数资料,现况研究的结果通常是用患病率来表示,分为时点患病率和期间患病率。有时也用感染率、阳性率、检出率、发病率和死亡率来进行统计展示。如果是计量资料,则可计算均数、标准差、中位数等指标。

$$时点患病率(\%) = \frac{在某一特殊时点的新、旧病例数}{当时的调查人数} \times 100\% \qquad (1-5)$$

$$期间患病率(\%) = \frac{在某一时期的新、旧病例数}{同时期的调查人数} \times 100\% \qquad (1-6)$$

当比较两个或多个人群的率时,由于不同组间内部人口年龄、性别等构成可能不一致,导致直接计算的率不能直接进行比较,这种情况下需要对率进行标准化。标准化率(standardized rate)是指采用一个共同的内部构成标准,将两个或多个样本不同的内部构成调整为相同的内部构成,以消除因内部构成不同对总率产生的影响，使计算获得的标准化率具有可比性，常见的是年龄调整标准化率。标准化率的计算方法有直接法和间接法，具体方法可参照相关医学统计学书籍。

（二）资料分析

1. 描述分布　资料分析时，首先描述疾病的分布特征：①按"三间"分布特征分组比较。描述人群分布特征时可按人群的性别、年龄、职业、民族、文化程度等分组；描述地区分布特征时可按地区、单位、科室等分组；描述时间分布时可按发病时间、患病时间、入院时间等分组。②按临床特征分组比较。可按疾病不同临床症状、体征、诊断类型、疾病轻重程度、生理或病理检出指标的有、无或分级分组。③按暴露因素分组比较。如可按吸烟、饮酒、体育锻炼情况、饮食习惯等分组。通过比较不同分组之间率的差异，为探索病因提供方向。

2. 相关分析　是研究事物之间是否具有某种依存关系，并对有依存关系的变量探讨其相关方向以及相关程度的一种统计方法。通过相关分析，可以为探索病因提供方向。例如，现况调查发现儿童患龋率与饮水中氟化物浓度呈负相关，说明龋齿的发生可能与饮水中氟化物浓度低有关，提示水中氟化物含量低可能是导致龋齿的一个病因。

3. 单因素和多因素分析　在分析患病或健康状况的影响因素时，可以调查患者发病前的暴露情况，先做单因素分析，筛选出有意义的指标，然后再进行多因素 logisitic 回归分析，计算比值比（OR）及其95%可信区间等指标以综合分析影响因素。

第四节　质　量　控　制

一、调查质量控制

在调查设计阶段，邀请相关领域专家对研究设计方案进行充分论证，确保项目的科学性和可行性，制订调查表。在调查准备阶段，进行预调查以完善调查表，对招聘的调查员进行培训，培训合格后方可进行正式调查。在现场调查阶段，严格按设计方案进行，做好宣传与发动工作，提高应答率和受检率；对收回的调查表认真核查，确保项目填写完整，核查方式可采取电话核查、实地核查、录音核查等方式；测试仪器、试剂应标准化，操作规程应统一，数据记录要正确。在数据录入阶段，可采取双人双录入方式，确保数据录入的准确性。

二、常见的偏倚及控制

现况研究的结果受抽样误差和系统误差影响。抽样误差是避免不了的，但可以通过数理统计方法估算其大小。系统误差（流行病学中称为偏倚）可通过采取措施加以控制。现况研究中常见的偏倚及控制方法如下。

（一）选择偏倚

选择偏倚一般是由样本的代表性差异所造成的，其结果会高估或低估实际的率。产生的原因有：①没有按事先制定好的抽样方法和调查方案进行，或者在调查实施过程中随意更改抽样地点和调查对象；②调查对象的应答率低：应答率是完成调查的人数占调查总人数的比例，在调查时会碰到调查对象外出不在家、调查对象不愿意接受调查或调查对象迁居到其他地方等，当应答率低于80%时，就会影响调查结果的准确性。

控制方法：在调查设计时，要注意保证样本的代表性；在实施过程中，要严格按照调查方案进行；抽取调查对象时，必须严格遵守随机化原则，不得随意更改；在现场调查时，向受访者说明调查的目的和意义，取得调查对象的配合，提高调查对象的依从性和应答率。

（二）信息偏倚

信息偏倚指在信息收集过程中由调查对象和调查员所产生的偏倚。产生的原因有：①回忆偏倚和报告偏倚。在调查患病前的某些问题时，如接触史、暴露史、疾病史、生活方式、个人习惯、服药史或其他某些事件的经过时由于时间较久而回忆不清而导致回答不准确。涉及家庭收入、吸毒史、性生活、职业有害物质暴露等敏感问题或个人隐私问题时不愿正确回答或有意夸大或隐瞒等情况。②调查员偏倚。在询问受访者时，不同调查员对调查的目的意义理解不同，对调查表内容熟悉程度不同或调查过程中缺乏责任心，都可能获得不同的调查结果。特别应当避免的是调查员无意识甚至是有意地选择结果。③测量偏倚。在仪器检查、实验室检测、临床检查等过程中，由于仪器设备、试剂、标本采集、检验方法、操作流程等不统一而造成测量偏倚，测量偏倚可来自被调查者、测量者与测量过程中的各个环节。

控制方法：①在设计调查表问题时尽量避免回忆很久以前的事情；②在设计和调查实施过程中，统一调查方法和标准；统一培训调查员，经考核合格后方可进行正式调查；③每天做好已完成调查表的核对整理，并抽取10%的调查表由专人进行复核；④在测量环节，统一方法、试剂、判断标准，仪器、试剂要标准化，必要时可以进行盲法测量或重复测量。

第五节 研究实例

武威市乙肝流行状况及其影响因素调查

一、研究目标与背景

甘肃省武威市于 2009 年被列为国家"十一五"乙肝防治示范区建设和流行

病学研究现场。本研究拟通过对大规模人群的流行病学调查，摸清武威市乙肝感染的现状，并探索乙肝病毒（HBV）感染的相关危险因素，为预防和控制 HBV 传播提供线索和依据。

乙型肝炎（简称乙肝）是一种严重危害人类健康的全球性疾病。据估计全世界有 3.5 亿人为慢性 HBV 感染者，每年约有 100 万人死于因 HBV 感染所导致的相关疾病。我国是 HBV 的高流行地区，据 2006 年全国乙肝血清流行病学调查结果估计，HBV 携带者高达 9300 万，而慢性乙肝患者达 2500 万，是我国最为重要的三大传染病之一。在我国西北部，乙型肝炎发病例数约占全部法定报告病例的 43%。甘肃省武威市位于河西走廊的东端，总人口约 200 万，是一个传统的农业地区。多年来，武威市乙肝报告发病率居高不下。2005～2009 年全国乙肝报告发病率平均为 85.26/10 万，甘肃省平均为 230.28/10 万，而武威市高达 743.63/10 万，处于全国较高水平。但是，武威市乙肝的人群流行率究竟是多少，其流行的原因是什么，尚需进行科学的调查和研究。

二、研究对象

以武威市凉州区、古浪县、民勤县、天祝藏族自治县四个区/县为现场，将 4 个区/县内常住人口作为研究总体。常住人口指在本地居住半年以上的居民（不管户籍是否在本地）。本研究的调查和实施方案经过中国人民解放军第四军医大学伦理委员会批准，所有调查研究参与者或其监护人均签署了知情同意书。

三、抽样设计

为了使样本具有良好的代表性，此次调查以甘肃省武威市为总体，以区县为次级单位，以村（居）委会为最小抽样单位，采用分层、整群、随机的抽样方法（图 1-1）。

（1）将全人口分为凉州区、古浪县、民勤县、天祝藏族自治县 4 层，每一层内按照原来的人口构成比计算应抽取的实际人口。

（2）由于层内包含城镇人口和农村人口，为了更好地体现代表性，每一层内再按照上述方法分成城镇人口和农村人口两层，之后再按照实际人口构成比例分别计算应抽取的城镇人口和农村人口。

（3）对所有抽样单元（村/社区）进行编号，输入产生随机整数的命令"（Int（Rand（）*（M–N+1））+N）"，每个抽样单元对应一个随机数字，对产生的随机数字由小至大排序，相对应的村及其人口数也同时排序。从上至下对人口数求和，到满足所需样本数为止。

（4）将抽出的全部人口数与武威市总人口的年龄、性别、民族、农村、城镇人口进行统计学检验，若样本与总体无显著性差异，则完成抽样工作；若样本与总体差异较大，则重新产生随机数字表，按照相同的步骤重新抽样。

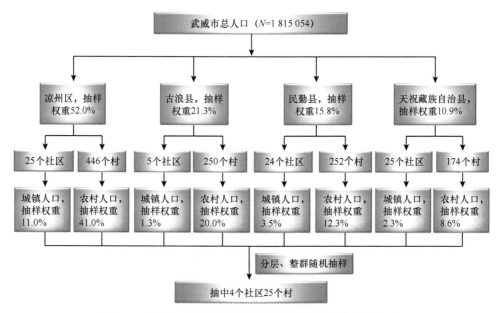

图 1-1　武威市乙肝血清流行病学调查抽样流程与抽样权重

四、样本量估算

本研究建立在人群乙型肝炎表面抗原（HBsAg）流行率的基础之上，即现况研究。根据既往报告，武威市人群 HBsAg 的流行率为 5%～10%，按照现况研究样本含量的计算方法：$n = \dfrac{Z_{\alpha/2}^2(1-P)}{\varepsilon^2 P}$，设定 Ⅰ 类错误概率 α 为 0.05，容许误差 ε 为 5%，经计算，样本量应在 13 830～29 197 人。因武威地处经济欠发达的西部地区，外出打工人数较多，所以失访率以 35% 估计，抽样样本量为应达到 21 277～44 918 人。按此抽样方法至少能获得 HBsAg 阳性者 692 例。

危险因素调查样本量计算采用非匹配病例对照设计的样本量计算公式，$n = \dfrac{2\overline{pq}(Z_\alpha + Z_\beta)^2}{(p_1 - p_0)^2}$。选择重要的影响因素即乙肝家庭内接触史的暴露率进行所需病例和对照组研究对象的估计，预期家庭内乙肝接触史的 OR 值为 2.0，病例组乙肝家庭内接触暴露率为 15%，对照组为 5%，设 $\alpha=0.05$（双侧），$\beta=0.10$，代入上述公式得：每组需要调查 688 例。现况研究调查部分最少可以获得 692 例 HBsAg 阳性者，能够满足危险因素分析的需要。

以武威市全部人口为总体，以区县为次级单位，以村（居）委会为最小抽样单位，采用分层、整群、随机的抽样方法，共抽中 29 个体检点（图 1-2），调查目标人口 48 011 人，于 2010 年 1 月与 6～9 月进行流行病学调查。

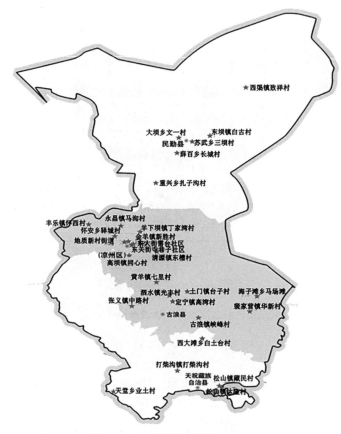

图1-2　29个抽样体检点分布图

五、现场流行病学调查方法

（一）人口学特征资料获取

采用集中与入户相结合的调查方法，由经专业培训的调查员按照统一调查问卷，对每个调查对象（或法定监护人）进行面对面的调查，调查内容包括：姓名、性别、出生日期、民族、职业、文化程度、婚姻状况等基本人口学特征资料。

（二）标本收集

使用非抗凝的真空采血管采集参加调查者肘静脉血 5ml（小于 5 岁者采集肘静脉血 3ml）。将采集的标本由卫生院进行血清分离，并填写"武威市乙肝基线调查血清标本登记表"。分离后的血清分装在 2 个 2ml 血清冻存管内，每管血清 0.8～1.0ml，真空采血管、血清冻存管粘贴的条形码与调查表条形码一致，在 4～8℃条件下冷藏保存，于采血后 3 天内冷藏送武威市疾病预防控制中心，武威市疾病预防控制中心在-20℃条件下统一冷冻保存，再集中运送至第四军医大学，-80℃保存备检。

（三）实验室检测

采用 ELISA 方法检测乙肝血清标志物：HBsAg、抗-HBs 和抗-HBc。检测试剂盒：北京万泰生物技术公司。HBsAg 和抗-HBs 结果判断：样品 OD 值/阴性对照平均 OD 值≥2.1 则判断为阳性，否则判断为阴性；抗-HBc 结果判断：样品 OD 值<0.5 倍阴性对照平均值判断为阳性，否则为阴性。同时采用 IFCC 速率法，对血样进行丙氨酸氨基转移酶（ALT）检测，试剂盒购于四川迈克生物科技股份有限公司，检测仪器为日立 7020 型生化分析仪。

（四）技术路线

武威市乙肝血清流行病学调查技术路线图见图 1-3。

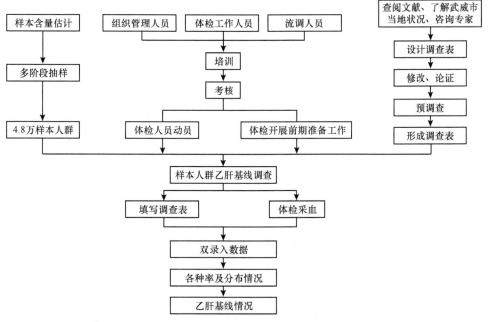

图 1-3　武威市乙肝血清流行病学调查技术路线图

六、质量控制

（一）现场调查质量控制

（1）在组织动员时，要求调查对象在现场调查时携带户口本或身份证，务求基本人口学资料的准确性。

（2）调查所用调查问卷、调查表、采血器材、血清分离与保存等耗材均由课题组统一购买、统一配置，在调查前由各县区疾病预防控制中心下发至各调查点。

（3）使用条形码：调查表、真空采血管、血清冻存管使用唯一的条形码号，降低大规模调查与批量血检测过程中的匹配错误概率。

（二）实验室质量控制

（1）建立实验室检测标准操作规程：主要是根据实验步骤对检测人员进行分工，实行分段负责、流水线式作业，同步检测 3 个指标，减少血清标本冻存管打开和冻融次数，减少污染机会。

（2）检测结果由酶标仪直接导出成 EXCEL，不用再次手工录入，可根据条形码编号与调查表结果直接进行匹配。

（3）复测结果：为了保证实验室检测质量，对所有 HBsAg 阳性者血清送至空军军医大学西京医院采用 Abbott EIA 试剂进行复测，结果根据复测结果确定。同时随机抽取了 300 份血样送至空军军医大学西京医院使用 Abbott EIA 试剂对抗-HBs 和抗-HBc 进行复测，对应的灵敏度分别为 100% 和 98.7%，特异度分别为 99.4% 和 97.2%。检测结果可信。

七、数据整理与分析

（一）数据整理

人口学数据使用 Epidata3.1 软件双录入，经一致性检验后对错误进行修改。实验室检测数据由酶标仪产生并导入 EXCEL 文件中。人口学数据与实验室检测数据根据唯一的条形码号进行匹配合并。

（二）数据分析

流行病学研究中的大规模人群复杂抽样往往和社会经济因素以及人口学特征等抽样结构性的信息是分不开的，撇开这些信息直接计算得到的各种统计量会与实值有较大偏差。本研究中使用泰勒级数线性法计算标化加权率与标准误。调查对象 i 的权重计算公式如下：

$$W_{kji} = W_k \times W_{j|k} \times W_i \qquad (1\text{-}7)$$

W_k 为各区县 k 层人口入样概率的倒数；$W_{j|k}$ 为 k 层人口中第 j 个村入样概率的倒数；W_i 为第 i 个调查对象的调整因子（根据 2010 年武威市人口普查资料年龄与性别构成）。

计数资料使用卡方检验进行统计分析，计量资料使用方差分析，分析率是否随分层变化而变化的趋势用趋势卡方检验，统计学显著性差异的界值定为 $P <$ 0.05。全部统计分析使用软件 SAS9.2（SAS Institute，Cary，NC，USA）完成。

定义 HBsAg 阳性且 ALT 升高（>40U）的人群为可疑乙肝患者。计算公式为：

$$可疑乙肝患病率 = \frac{全人群HBsAg阳性同时ALT升高的人数}{全人群中同时完成HBsAg和ALT检测的人数} \times 100\% \qquad (1\text{-}8)$$

为了与美国乙肝流行病学调查比较，将 HBsAg 阳性定义为慢性感染，抗-HBs 阳性+抗-HBc 阴性定义为疫苗诱导的免疫力，抗-HBs 阳性+抗-HBc 阳性定义为感染诱导的免疫力，抗-HBc 阳性定义为 HBV 暴露。数据按照美国健康与营养协会 1999～2006 年调查的年龄组进行划分，并使用泰勒级数线性法计算乙肝血清标志物标化加权率与标准误。

八、研究结果

（一）一般情况

本次研究共调查 28 579 人，血样与调查表完备的共 28 044 人，其中男性 12 218 人，女性 15 826 人，年龄构成见表 1-2。抽样人口中有 31.1%（14 950/48 011）的人因外出打工、9.3%（4482/48 011）拒绝参与而未参加本次调查。

表 1-2 武威市乙肝血清学调查对象性别年龄构成情况

年龄组（岁）	调查人口数（人）		合计（人）	构成比（%）		合计（%）
	男	女		男	女	
1～4	172	117	289	1.41	0.74	1.03
5～9	812	548	1360	6.65	3.46	4.85
10～14	1323	1001	2324	10.83	6.33	8.29
15～19	1255	1265	2520	10.27	7.99	8.99
20～29	923	1392	2315	7.55	8.80	8.25
30～39	1556	2608	4164	12.74	16.48	14.85
40～49	2698	4282	6980	22.08	27.06	24.89
50～59	1713	2363	4076	14.02	14.93	14.53
60～69	1144	1529	2673	9.36	9.66	9.53
70 及以上	622	721	1343	5.09	4.56	4.79
合计	12 218	15 826	28 044	100	100	100

武威市全人口 HBsAg 阳性率为 7.31%，标化率为 7.19%。其中 1～59 岁人群乙肝 HBsAg 阳性率为 7.55%，高于全国 2006 年的血清流行病学调查结果（7.18%）。全人群抗-HBs 阳性率为 47.82%，低于全国 2006 年平均水平（50.09%）。全人群抗-HBs 标化阳性率为 49.07%，稍低于 2006 年的平均水平（50.10%），但抗-HBc 标化阳性率（42.33%）显著高于 2006 年全国平均水平（34.10%）（表 1-3）。

表 1-3 武威市乙肝血清流行病学调查血清标志物阳性率与标化阳性率

指标	调查人数（人）	阳性人数（人）	阳性率（%）	标化阳性率（95%CI）（%）
HBsAg	28 044	2051	7.31	7.19（6.28～8.11）
抗-HBs	28 044	13 410	47.82	49.07（45.50～52.65）
抗-HBc	28 044	11 180	42.33	43.89（40.37～47.41）

本研究共检测了 3 项乙肝血清标志物，共有 8 种模式组合，各种组合所占比

例见表 1-4。最常见的模式为 3 项全阴,定义为乙肝易感人群,占检查人数的 33.96%(模式 1);其次为恢复期模式,占 23.79%,这部分人群通过感染 HBV 获得了对乙肝病毒的免疫力(模式 2);通过接种乙肝疫苗获得免疫力的占 22.88%(模式 3);其余为感染模式,过去感染占检查人数的 12.06%,正在感染的占 7.31%(模式 5~模式 8),HBsAg 单阳性和抗-HBs 共阳性为模式较为少见,分别占 0.53% 和 0.29%。

表 1-4 乙肝感染的不同血清学标志物模式

模式	HBV 血清标志物			人数(人)	构成比(%)
	HBsAg	抗-HBs	抗-HBc		
1	−	−	−	9523	33.96
2	−	+	+	6671	23.79
3	−	+	−	6417	22.88
4	−	−	+	3382	12.06
5	+	−	+	1580	5.63
6	+	+	+	240	0.86
7	+	−	−	149	0.53
8	+	+	−	82	0.29

注:+表示阳性,−表示阴性

(二)乙肝感染的流行病学分布特征

1. 性别分布 男性全人群乙肝 HBsAg 阳性率为 7.91%,女性全人群乙肝 HBsAg 阳性率为 6.85%,男性高于女性(χ^2=11.54,$P<0.05$)(表 1-5)。男性抗-HBs 阳性率为 47.87%,女性为 47.78%,性别间分布无差异(χ^2=0.026,$P>0.05$)。男性抗-HBc 阳性率为 42.02%,女性为 42.57%,性别间分布无差异(χ^2=0.85,$P>0.05$)。

表 1-5 武威市人群乙肝血清学标志物的性别分布

性别	调查人数(人)	HBsAg		抗-HBs		抗-HBc	
		阳性人数(人)	阳性率(%)	阳性人数(人)	阳性率(%)	阳性人数(人)	阳性率(%)
男	12 218	967	7.91	5849	47.87	5133	42.02
女	15 826	1084	6.85	7561	47.78	6737	42.57
合计	28 044	2051	7.31	13 410	47.82	1180	42.33
χ^2		11.54		0.0256		0.8452	
P		0.0007		0.873		0.3579	

2. 年龄分布 1~4 岁人群乙肝 HBsAg 流行率为 1.73%,5~14 岁人群为 3.49%,15~59 岁人群乙肝 HBsAg 阳性率最高,达 8.36%,60 岁以上人群为 5.82%。

1～14 岁人群乙肝 HBsAg 阳性率明显低于 15～59 岁和 60 岁以上人群。男性 1～59 岁阳性率为 8.37%，20～54 岁年龄组 HBsAg 阳性率达到了 10.60%，20～29 岁年龄组最高为 11.52%。详见图 1-4。

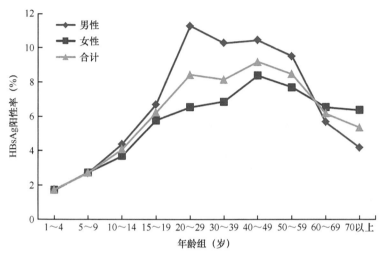

图 1-4　武威市居民不同性别各年龄组 HBsAg 阳性率

1～4 岁人群抗-HBs 阳性率为 46.71%，5～14 岁人群为 49.30%，15～19 岁人群最高，为 60.36%，15～59 岁人群为 47.87%，60 岁及以上年龄组为 45.92%。详见图 1-5。男性与女性抗-HBs 阳性率年龄分布趋势一致，高峰均为 15～19 岁。与 2006 年全国各年龄组平均抗-HBs 阳性率相比，武威市 1～4 岁年龄组明显低于全国平均水平。

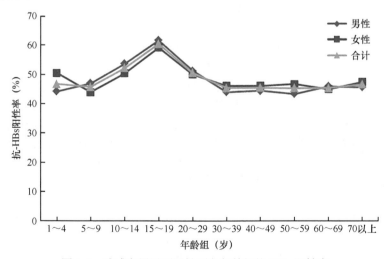

图 1-5　武威市居民不同性别各年龄组抗-HBs 阳性率

1～4岁人群抗-HBc阳性率为16.61%，从5～9岁（12.44%）年龄组开始随着年龄的增加而增加，到70岁以上年龄组时增加到59.42%。两性之间分布趋势详见图1-6。

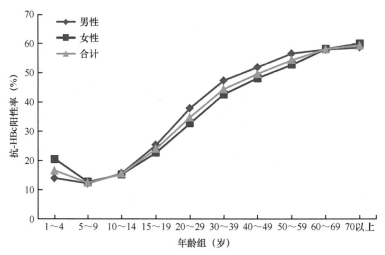

图1-6　武威市居民不同性别各年龄组抗-HBc阳性率

3. 职业分布　不同职业间乙肝HBsAg阳性率有明显差异。最高为其他（主要为个体户、自由职业等）职业，阳性率为9.07%，其次为农民，阳性率为8.52%；HBsAg阳性率最低的为学前儿童，阳性率为2.92%，其次为干部，阳性率为3.60%。男性且职业为农民的人群阳性率为10.31%。

医护人员抗-HBs阳性率最高（75.21%），其次为干部（62.40%）、教师（59.79%）、学生（56.09%）、其他（54.17%）、退休（46.95%）、农民（43.89%）学前儿童（43.71%），工人最低（42.73%）。

学生和学前儿童比其他职业抗-HBc阳性率均低，分别为19.67%和19.33%，其他职业阳性率均在40%以上（图1-7）。

4. 民族分布　汉族全人群HBsAg阳性率为7.40%，稍高于回族（5.70%）和藏族（5.96%）。两两比较时汉族与藏族、回族差异无统计学意义（$P>0.05$），但将少数民族合并与汉族进行比较，发现两者差异有统计学意义（$\chi^2=4.86$，$P=0.03$）。

汉族抗-HBs阳性率最高，为48.33%，回族为46.77%，藏族较低，为37.58%，其他少数民族为36.23%，汉族高于回藏族和其他民族（$P<0.0001$）。

汉族抗-HBc阳性率最高（43.03%），藏族最低（25.76%），汉族高于藏族和其他民族（34.06%）（$P<0.0001$）（表1-6）。

5. 文化程度　不同文化程度之间HBsAg阳性率不同。小学及以下文化程度人群HBsAg阳性率为6.83%，初高中文化程度为8.08%。不同文化程度之间抗-HBs阳性率不同。抗体阳性率随文化程度增加而升高（$Z=13.94$，$P<0.0001$），小学及以下为44.61%，初中为49.23%，高中/中专为51.87%，大专及以上为62.50%。不同文化程度之间抗-HBc阳性率差别无统计学意义（表1-7）。

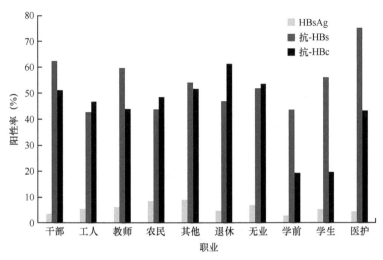

图 1-7 不同职业人群乙肝血清标志物阳性率

表 1-6 不同民族人群乙肝血清标志物阳性率

民族	调查人数（人）	HBsAg		抗-HBs		抗-HBc	
		阳性人数（人）	阳性率（%）	阳性人数（人）	阳性率（%）	阳性人数（人）	阳性率（%）
汉族	26 515	1961	7.40	12 815	48.33	11 408	43.03
回族	263	15	5.70	123	46.77	113	42.97
藏族	990	59	5.96	372	37.58	255	25.76
其他	276	16	5.80	100	36.23	94	34.06
合计	28 044	2051	7.31	13 410	47.82	11 870	42.33
χ^2		4.88		59.38		124.41	
P		0.18		<0.0001		<0.0001	

表 1-7 不同文化程度人群乙肝血清标志物阳性率

文化程度	调查人数（人）	HBsAg		抗-HBs		抗-HBc	
		阳性人数（人）	阳性率（%）	阳性人数（人）	阳性率（%）	阳性人数（人）	阳性率（%）
小学及以下	14 583	996	6.83	6506	44.61	6072	41.64
初中	8476	683	8.06	4173	49.23	3670	43.30
高中/中专	3617	294	8.13	1876	51.87	1556	43.02
大专及以上	1368	78	5.70	855	62.50	572	41.81
合计	28 044	2051	7.31	13 410	47.82	11 870	42.33
χ^2		20.75		208.75		6.96	
P		0.0001		<0.0001		0.07	
Z^*		−1.47		13.94		1.54	
P		0.14		<0.0001		0.12	

*趋势卡方检验

6. 婚姻分布　在大于 20 岁的人群中，已婚人群 HBsAg 阳性率为 8.11%，未婚人群为 7.02%，已婚高于未婚。抗-HBs 与 HBsAg 情况刚好相反，未婚（58.87%）高于已婚（45.55%）。超过 20 岁且未婚人群抗-HBc 阳性率低于已婚人群（表 1-8）。

表 1-8　大于 20 岁人群不同婚姻状况乙肝血清标志物阳性率

文化程度	调查人数（人）	HBsAg		抗-HBs		抗-HBc	
		阳性人数（人）	阳性率（%）	阳性人数（人）	阳性率（%）	阳性人数（人）	阳性率（%）
未婚	3574	251	7.02	2104	58.87	1003	28.06
已婚*	20 497	1663	8.11	9336	45.55	10 289	50.20
合计	24 071	1914	7.95	11 440	47.53	11 292	46.92
χ^2		4.94		216.56		598.91	
P		0.02		<0.0001		<0.0001	

*包括同居、离异、鳏寡

7. 城乡分布　农村人口全人群 HBsAg 阳性率为 7.64%，明显高于城市（6.12%）。抗-HBs 阳性率城市（52.53%）高于农村（46.51%），抗-HBc 阳性率城市（47.48%）也高于农村（40.90%）（表 1-9）。

表 1-9　城乡居民乙肝血清标志物阳性率比较

城乡	调查人数（人）	HBsAg		抗-HBs		抗-HBc	
		阳性人数（人）	阳性率（%）	阳性人数（人）	阳性率（%）	阳性人数（人）	阳性率（%）
城市	6092	373	6.12	3200	52.53	2892	47.48
农村	21 952	1678	7.64	10 210	46.51	8978	40.90
合计	28 044	2051	7.31	13 410	47.82	11 870	42.33
χ^2		16.28		69.20		84.51	
P		<0.0001		<0.0001		<0.0001	

8. 地区分布　四区县乙肝血清标志物总体率均不相同（表 1-10）。古浪县全人群 HBsAg 阳性率最高为 8.12%，凉州区为 6.98%，民勤县为 8.04%，天祝藏族自治县最低，为 6.00%。凉州区抗-HBs 阳性率最高，为 50.19%，民勤县为 49.90%，古浪县为 45.00%，天祝藏族自治县最低为 35.21%。天祝藏族自治县抗-HBc 阳性率为 30.29%，低于其他三县。

表 1-10　不同地区居民乙肝血清标志物阳性率比较

区县	调查人数（人）	HBsAg		抗-HBs		抗-HBc	
		阳性人数（人）	阳性率（%）	阳性人数（人）	阳性率（%）	阳性人数（人）	阳性率（%）
古浪县	5445	442	8.12	2450	45.00	2112	38.80
凉州区	14 877	1038	6.98	7467	50.19	6748	45.36

续表

区县	调查 人数（人）	HBsAg		抗-HBs		抗-HBc	
		阳性 人数（人）	阳性率 （%）	阳性 人数（人）	阳性率 （%）	阳性 人数（人）	阳性率 （%）
民勤县	5271	424	8.04	2630	49.90	2268	43.03
天祝藏族自治县	2451	147	6.00	863	35.21	742	30.29
合计	28 044	2051	7.31	13 410	47.82	11 870	42.33
χ^2		18.09		216.23		230.52	
P		0.0004		<0.0001		<0.0001	

附录　本研究实例采用的调查表

编号：贴条码处

武威居民健康状况调查表

中国人民解放军第四军医大学
甘肃武威市疾病预防控制中心

二〇一〇年一月　　甘肃·武威

　　为了您的身体健康，在国家"十一五"科技重大专项的资助下，第四军医大学和武威市疾病预防控制中心将联合相关医疗部门对您进行免费体检，请您如实回答表中所列问题，积极配合体格检查和抽血化验，我们将给您报告体检结果和提供健康处方，进行健康指导，并保证您的个人隐私不外泄和传播。本次体检和调查是自愿的，您可以选择退出。如您同意，请签字。

　　谢谢合作！祝您健康！

　　　　　　　　　　　　　签字：　　　　时间：　　　年　　　月　　　日

　　身份证号：　　　　　　　；户口本号：

A　基本情况

A01 姓　　名：_____；A02 性别：①男；②女

A03 出生日期：_____年_____月_____日

A04 通讯地址：①凉州；②民勤；③古浪；④天祝

镇（乡、街道）村/（居委会）号/（组）

固定电话：_____；手机1：_____；手机2：_____

A05 民族：①汉族；②回族；③藏族；④土族；⑤蒙古族；⑥其他

A06 职业：

A07 文化程度：①小学及以下；②初中；③高中/中专；④大专及以上

B08 婚姻：①未婚；②已婚；③同居；④离异；⑤丧偶；⑥其他

B　因素调查

B01 您是否吸烟：①是（每天至少1支，持续1年以上）；②否；③已戒烟（1年以上）

B02 您是否饮酒：①是；②否；③已戒酒（1年以上）

若是，B021：①每周_____次；②每次_____两（按白酒换算）；③已饮酒_____年

B03 您有无接种过乙肝疫苗：①有，第一针接种时间：年，共打针；②无；③不清楚

B04 您的家人有无肝病史：①有（乙肝、肝硬化、肝癌、其他）；②无；③不清楚

若有，B041 与您的关系：①配偶；②父母；③子女；④兄弟姐妹；⑤其他

B05 您有无慢性胃病史：①有；②无；③不清楚

若有，B051 时间为：①半年内；②1 年内；③1 年前

B06 近 3 年外出打工史：①有；②无

若有，B061 平均每年在外时间：①＜3 个月；②3～6 个月；③＞6 个月

B062 地点：① 省市（县）；②2 个以上地区

B063 工种：①保姆；②保安；③建筑工；④餐饮服务；⑤娱乐服务；⑥其他

B07 近半年内有无创伤性诊疗史（如采血化验、肌内注射、输液等）：①有；②无

若有，B071 地点：①县、区级以上医院；②乡镇级卫生院；③村卫生所；④个体诊所

B08 生病时有无在家打针、输液、刮痧等创伤性治疗史：①有；②无

若有，B081 时间为：①半年内；②1 年内；③1 年前

B09 您是否做过针灸治疗：①是；②否

若是，B091 时间为：①半年内；②1 年内；③1 年前

B10 您有无做过手术：①有（在下面登记最近 2 次）；②无

（地点：1. 县、区级以上医院；2. 乡镇级卫生院；3. 村卫生所；4. 个体诊所）

若有，B101　手术 1 名称；地点；时间年月

　　　　　　 手术 2 名称；地点；时间年月

B11 您是否做过内镜：①是；②否

若是：B111 种类：①胃镜；②肠镜；③支气管镜；④其他

B112 时间：①半年内；②1 年内；③1 年前

B12 您是否输过血：①是；②否

若是，B121 累计输血次数：＿＿＿＿＿＿次；

B122 累计受血量：＿＿＿＿＿ml

B123 时间：①半年内；②1 年内；③1 年前

B13 您是否献过血：①是；②否

若是，B131 方式：①有偿；②无偿。累计次数为：次

B132 时间：①半年内；②1 年内；③1 年前

B14 您是否做过创伤性美容：①是；②否

若是，B141　　①文身；②文眉；③打耳眼；④其他

B142 时间为：①半年内；②1 年内；③1 年前

B15 您是否做过口腔诊疗：①是；②否

若是，B151：①拔牙；②补牙；③洁牙；④其他

B152 时间：①半年内；②1 年内；③1 年前

B16 您是否与家人或他人共用过牙刷：①是；②否

若是，B161：①偶尔（平均每月少于 1 次）；②经常

C　实验室检测

C01 谷丙转氨酶：　　　　　；谷草转氨酶：　　　　　；

C02 乙肝检查结果：

①HBsAg（+，-）；②HBsAb（+，-）；③HbeAg（+，-）；④HBeAb（+，-）；⑤HBcAb（+，-）

调查者单位：　　　　　　　　　　　　调查者：

调查时间：　　年　　月　　日　　　　审核者：

（邵中军　吉兆华）

第二章　病例对照研究

病例对照研究（case-control study）是流行病学最常用、最经典的一种分析性研究方法。近年来，从疾病危险因素的筛选到健康状况影响因素的研究，从宏观的暴露因素分析到微观的生物标志与疾病或健康状况关系的探讨，病例对照研究越来越凸显出其独特的优势，在病因及流行因素的探索、临床疗效评价、疾病预后研究以及干预措施与效果评价等方面得到了广泛应用。

第一节　概　　述

一、病例对照研究的基本原理

病例对照研究的基本原理是按照设计要求，根据是否患有欲研究的某种疾病或出现研究者所感兴趣的卫生事件，将研究对象分为病例组和对照组，通过询问、实验室检查或核查病史，搜集两组人群过去某些因素暴露的有无和（或）暴露程度，以比较两组暴露比例或暴露程度的差别（图 2-1）。如果病例组的暴露比例[$a/(a+c)$]与对照组的暴露比例[$b/(b+d)$]差别有统计学意义，则认为这种暴露与所研究疾病存在统计学关联，进而在估计各种偏倚对研究结果影响的基础上，分析暴露与疾病的关联强度，推断出某个或某些暴露因素是疾病的危险因素，从而达到探索和检验疾病病因假说的目的。

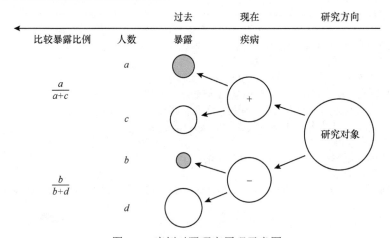

图 2-1　病例对照研究原理示意图

病例对照研究中的所谓"病例"可以是某疾病的患者、某种病原体的感染者或具有某特征事件（如健康、有效、痊愈、死亡、药物不良反应等）的人，对照可以是未患该病的其他人，或不具有所感兴趣事件的个体或健康人。

暴露（exposure）是分析流行病学所使用的术语，是指研究对象曾经接触过某种研究因素、具备某种特征或处于某种状态。这些因素、特征或状态即为暴露因素。暴露因素也称研究变量（variable），它可以是机体的特征，也可以是体外的；可以是先天的，也可以是后天获得的；可以是有害的，也可以是有益的。例如，接触过某化学物质或物理因素，食用或饮用过某食品、饮料和药物；具备有性别、年龄、职业等某种特征；处于某种疾病状态，从事某种体力劳动等。

二、病例对照研究的特点

病例对照研究具备以下几个基本特点：

（1）属于观察性研究方法：研究者不给被研究对象任何干预，也不能主动控制研究因素的变化，而只是客观地收集研究对象的过去暴露情况，这是分析流行病学的共有特点。

（2）设立对照组：对照组是由未患所研究疾病的人组成，供病例组作对照用，以便比较。

（3）观察方向是由果及因：其研究方向是回顾性的，在研究疾病与暴露因素的先后关系时，是先有结果，再由结果推论病因。

（4）论证强度偏弱，不能观察到由"因"到"果"的发展过程：病例对照研究只能推测判断暴露与疾病是否有关联，而且只限于统计学上的关联，不能确定暴露因素与疾病的因果关系。

三、病例对照研究的用途

1. 广泛地探索疾病的可疑危险因素 在冠心病的病因研究中，在病因尚不明的阶段，可广泛地从机体内外诸多因素中筛选可疑的危险因素，可包括家族遗传史、个人患病史、饮食、吸烟、饮酒、体力活动情况及职业史、经济情况和居住地区等，从以上因素中，探索可能的致病因素。

2. 初步检验病因假说 经过描述性研究形成的病因假说，可以利用精心设计的病例对照研究加以检验。例如，对吸烟是肺癌的病因假说，可通过调查病例组（肺癌）与对照组（非肺癌），过去吸烟量、吸烟年限、吸烟方式、吸烟种类、是否被动吸烟等有关吸烟的暴露情况，以检验吸烟与肺癌有关联的假说。

3. 为队列研究提供明确的病因线索 利用病例对照研究提供的或初步检验的病因假设的结果，可进一步进行队列研究及实验流行病学的现场研究，以便进一步研究病因假说。

4. 研究健康状态等事件发生的影响因素 将研究扩大到与疾病和健康状态相关的医学事件或公共卫生事件，如进行意外伤害、老年人生活质量、中学生问题行为、肥胖与超重等相关因素的研究，为制定相应卫生决策提供依据。

5. 疾病预后因素的研究 同一疾病可有不同的结局，将发生某种临床结局者作为病例组，未发生该结局者作为对照组，进行病例对照研究，可以分析产生不同结局的有关因素，从而采取有效措施，改善疾病的预后，或者对影响预后的因素作出正确的解释。

6. 临床疗效影响因素的研究 同样的治疗方法对同一疾病的治疗可有不同的疗效反应，将发生和未发生某种临床疗效者分别作为病例组和对照组进行病例对照研究，以分析不同疗效的影响因素。

四、病例对照研究的类型

按照研究目的和用途，可将病例对照研究分为探索性病例对照研究和检验性病例对照研究。探索性病例对照研究即指没有预先明确的某种假设，而是广泛地搜寻可能的危险因素，以便进一步形成假设供后续检验，它往往是病例对照研究的起步工作。检验性病例对照研究是指提出一个或几个明确的病因假设，通过对比调查，以检验其是否成立。

根据选择对照是否有某些限制，可将病例对照研究分为非匹配病例对照研究和匹配病例对照研究两大类。

1. 非匹配病例对照研究 即病例与对照不匹配，在设计所规定的病例和对照人群中，分别抽取一定数量研究对象，对照人数一般应等于或多于病例人数，没有其他限制与规定。适合于探索性病例对照研究。

2. 匹配病例对照研究 匹配（matching）又称作配比，就是要求对照组在某些因素或特征上与病例组保持类同。其目的首先在于提高研究效率，表现为每一研究对象提供的信息量增加。其次在于控制混杂因素的作用。如以性别作匹配因素，在分析比较两组资料时，可免除由于性别差异而引起发病率高低的影响，因而可以更清楚地说明其他因素与疾病的关系。

定量指标有时要在一定范围内匹配。例如，年龄，病例为40~49岁组男性，对照也应该一样。有时对照应当在某定量指标的特定范围内与病例匹配。例如，年龄，可要求对照在3岁以内，也可以在4岁以内匹配。匹配指标范围的大小应当根据可行性而定，在预实验中可以从较狭窄的范围开始探求，确定多大的范围最合适。范围越宽，两组的可比性就会越差，造成的残余混杂变大从而达不到匹配的目的。

采用匹配方法时应注意避免过度匹配（over-matching）。如果把不必要的项目列入匹配，企图使病例与对照尽量一致，就可能因与疾病的关系不能分析以及与其他因子的交互作用也不能充分分析而丢失信息，结果反而降低了研究效率，导致过度匹配。出现以下两种情况时不应使用匹配，否则会造成配比过度：一是研究因素与疾病因果链中的中间变量不应匹配；二是只与可疑病因有关而与疾病无关的因素不应匹配。另外需要注意的是，在病例对照研究中，如果匹配的因素与暴露有联系，则匹配不仅没有控制混杂因素，反而引入了新的混杂作用。无论匹配因素与暴露因素的联系是正的还是反的，都会使得病例与对照中暴露的分布比实际更接近，其结果会错误估计暴露与疾病的联系。

匹配可分为成组匹配和个体匹配两种。

成组匹配：也称为群体匹配或频数匹配（frequency matching）。在选取对照时，按所要求的匹配因素，在比例上与病例组一致，如病例组中男女各半、各年龄组分布均匀，对照组中人群也是如此。

个体匹配：以病例和对照的个体为单位进行匹配称为个体匹配，又称配对（pair matching）。如病例与对照可以 1∶1、1∶2、1∶3……1∶M 比例进行配对，其中 1∶1 配对最为常用，若病例较少，而对照易得时，可以 1∶2、1∶3、1∶4 配对。由 Pitman 效率递增公式 2M/（M+1）可知，随着 M 值的增加，效率也在增加，但增加的幅度越来越小。由于 M 值超过 4 时效率提高不明显且增加工作量，因此 M 值以不超过 4 为宜，同时实际应用时要权衡利弊选择匹配比例。

3. 病例对照研究的衍生类型 包括巢式病例对照研究（nested case-control study）、病例-队列研究（case-cohort study）、单纯病例研究（case-only study）、病例交叉研究（case-crossover study）、病例-时间-对照设计（case-time-control study）等类型。本教材重点介绍巢式病例对照研究，具体见本章第三节。

五、病例对照研究的优点及局限性

（一）优点

（1）病例对照研究可进行一种疾病与多种暴露因素之间关系的研究。

（2）相对于队列研究，病例对照研究更省时、省钱、省力，出结果快，并且较易于组织实施。

（3）尤其适用于罕见病和诱导期长的疾病的病因研究。

（二）局限性

（1）病例对照研究是一种由果及因的研究方法，不能判定某病与某因素的因果关系。

（2）在选择研究对象时，易产生选择偏倚。

（3）在收集研究对象信息时，易产生回忆偏倚。

（4）不能直接计算发病率，因此不能直接计算关联强度的指标（如 RR、AR），只能用 OR 值估计。

第二节　研究设计与实施

一、样本量的估算

（一）样本量大小的取决因素

（1）欲研究因素在对照人群中的估计暴露率（P_0）：暴露率越高，所需样本量越小。

（2）估计该因素暴露的比值比（OR）：OR 越大，所需样本量越小。

（3）第一类错误的概率 α 或准确度（$1-\alpha$）：α 越小，样本量越大。

（4）第二类错误的概率 β 或把握度（$1-\beta$）：把握度越大，β 越小，样本量越大。

上述 4 项数值确定之后，可用公式计算，也可用查表法直接得到所需要的病例数和对照数。需要注意的是：首先，所估计的样本量并非绝对精确的数值，因为样本量的估计是有条件的，而这些条件并非一成不变的；其次，应当纠正样本量越大越好的错误看法，样本量过大，常会影响调查工作的质量，增加负担、费用；再次，在总的样本量相同的情况下，病例组和对照组样本含量相等时效率最高；最后，不同研究设计样本量计算方法不同。

（二）样本量估算方法

1. 非匹配设计病例数与对照数相等时样本量估计　病例组与对照组人数相等，但不匹配时，可用下列公式计算样本量：

$$N = \frac{2\bar{q}\,\bar{p}(Z_\alpha + Z_\beta)^2}{(p_1 - p_0)^2} \qquad (2\text{-}1)$$

式中 N 为病例组或对照组样本量，Z_α、Z_β 可从表 2-1 查出。p_1、p_0 为病例组、对照组的暴露率。$p_1 = \dfrac{OR \times p_0}{1 - p_0 + OR \times p_0}$，$q_0 = 1 - p_0$，$q_1 = 1 - p_1$，$\bar{p} = \dfrac{(p_0 + p_1)}{2}$，$\bar{q} = 1 - \bar{p}$。

表 2-1　标准正态分布的分位数表

α 或 β	Z_α（单侧检验） Z_β（单侧和双侧）	Z_α（双侧检验）
0.010	2.326	2.576
0.020	2.058	2.326
0.025	1.960	2.242
0.050	1.645	1.960
0.100	1.282	1.645
0.200	0.842	1.282

例：一项吸烟与肺癌关系的病例对照研究。已知一般人群中有吸烟史的人所占比例为 20%（p_0），比值比为 2（OR），设 $\alpha=0.05$（双侧），$\beta=0.1$，求样本量（N）。$p_0=0.2$，$p_1=$（2×0.2）/（$1-0.2+2\times0.2$）$=0.333$，$q_0=1-0.2=0.8$，$q_1=1-0.333=0.667$，$\bar{p}=(0.2+0.333)/2=0.267$，$\bar{q}=1-0.267=0.733$，$Z_\alpha=1.96$，$Z_\beta=1.282$。

$$N = \frac{2 \times 0.267 \times 0.733 \times (1.96 + 1.282)^2}{(0.333 - 0.2)^2} = 233$$

即病例组和对照组各需调查 233 人。

利用上述方法求得的样本量是设想研究单一暴露因素，但研究中往往同时探索多个因素，而每个因素有各自的 OR 及 p_0 值，从理论上讲，估计样本含量时，应以它们中最小的 OR 值最适宜的 p_0 为准。

2. 1：1 配对样本含量估计　由于个体配对时，病例与对照暴露情况不一致的对子数比较才有意义，因而样本量估计就是建立在这个基础上。可参照下面公式：

$$m = \frac{[Z_\alpha / 2 + Z_\beta \sqrt{p(1-p)}]^2}{(p-1/2)^2} \tag{2-2}$$

$$p = \frac{OR}{1+OR} \approx \frac{RR}{1+RR} \tag{2-3}$$

m 为需要结果不一致的对子数，令 p_e 为配对结果表现为暴露与非暴露不一致对子数出现的概率，M 为需要的总对子数，则

$$p_e \approx p_0 q_1 + p_1 q_0 \tag{2-4}$$

$$M = m / p_e \approx m / (p_0 q_1 + p_1 q_0) \tag{2-5}$$

$$q_1 = 1 - p_1 \quad q_0 = 1 - p_0 \tag{2-6}$$

式中，p_0 为目标人群估计暴露率；p_1 为病例组的估计暴露率。

例：研究口服避孕药与婴儿先天性心脏病的关系，已知人群中口服避孕药的暴露率为30%，OR 为2。欲采用 1：1 配对设计，α=0.05，β=0.1，双侧检验。需要多少样本量？

$$p = \frac{OR}{1+OR} = \frac{2}{1+2} = 2/3$$

$$p_1 = 0.3 \times 2 / [1 + 0.3（2-1）] = 0.46$$

$$m = \frac{\left[1.96 / 2 + 1.282 \sqrt{2/3（1-2/3）}\right]^2}{(2/3 - 1/2)^2} \approx 90$$

$$M = \frac{90}{0.3 \times 0.54 + 0.46 \times 0.7} \approx 186$$

即该研究需调查至少 186 个对子。

二、研究对象的选择

病例对照研究的研究对象包括患有所研究疾病的病例和未患该病的对照，对照的选择在整个研究中尤为关键。

（一）病例的选择

1. 选择原则　病例对照研究中的病例是指患有所研究疾病且符合研究入选标准的人。病例选择的基本原则有两个：①代表性，选择的病例应足以代表产生病例的源人群（source population）中的全体病例；②诊断明确，必须对所研究疾病的诊断标准作出明确的规定，所有病例都应符合严格的诊断标准。疾病的诊断标准应客观、具体、可操作性强，尽可能按国际及国内统一标准执行，以便与他人的工作交流、比较。对于无明确诊断标准的疾病，可根据研究的需要制定明确

的定义。此外，为了控制非研究因素对结果的干扰，增强两组的可比性，可对研究对象的某些特征（如性别、年龄、民族等）作出规定或限制。

2. 病例类型 病例的类型一般包括新发病例（incidence case）、现患病例（prevalent case）和死亡病例（death case）三种。不同病例的选择各有优缺点：选择新发病例的优点在于，由于病例患病的时间较短，对有关暴露的回忆比较清楚，提供的信息较为准确可靠，并可避免因临床预后的不同而引起选择偏倚，但收集新发病例花费时间长，费用大，尤其是发病率低的疾病；现患病例的收集需要时间较短，但现患病例对暴露史的回忆因患病时间较长而易发生偏差，难以区分暴露和疾病的时间顺序，而且容易掺入疾病迁延及存活的因素；选择死亡病例进行研究，费用低，出结果快，得出的信息对进一步深入研究有一定的帮助，但因暴露情况是由询问亲属或其他人，或经查阅历史资料和记录获得，所获资料准确性较差。一般认为，如果条件许可应尽可能选择新发病例。

3. 病例来源 病例既可以来自医院，即以医院为基础（hospital-based），也可以来自社区，即以社区为基础（community-based）。①从一个或多个医院门诊、住院患者来源的病例，此来源比较容易实现，但易产生偏倚；②来自一定人群的普查或抽样调查中查出的所有病例，或从特定社区选择所有确诊的病例，此来源样本的代表性好，但实际执行较困难；③选自一定地区一定时期的病例报告或死亡报告，但要注意诊断的准确性和漏诊问题。

（二）对照的选择

1. 选择原则 选择对照组往往比选择病例组更复杂、更困难，对照的选择是否恰当是病例对照研究成败的关键之一。对照必须是未患所研究疾病的人，即按照所研究疾病的诊断标准判定的非患者。选择对照应遵循代表性原则，即所选择的对照应能代表目标人群暴露的分布情况，最好是全人群的一个无偏样本，或是产生病例的源人群中全体未患该病人群的一个随机样本，以保证对照与病例具有可比性。

2. 对照的形式 选择对照时主要采取匹配与非匹配两种方式。如果病例和对照的来源都较充分，则以配对为佳；如果病例少而对照相对易得，则可采用一个病例匹配多个对照的办法。

匹配不可能将一切外部变量都进行匹配，匹配的变量越多，选择对照越困难。应注意防止过度匹配的问题。至于匹配的形式以及如何选用病例与对照的比例，根据不同的研究设计而定。对照的选择应遵循四个目的：①排除选择偏倚；②缩小信息偏倚；③缩小不清楚或不能很好测量的变量引起的残余混杂（准确测量的混杂因素在分析阶段可以控制）；④符合真实性要求和逻辑限制的前提下使统计学把握度达到最大。

3. 对照的来源

（1）同一或多个医疗机构（多为医院或门诊部）中诊断的其他病例。此来源方便、资料可靠，但易产生选择偏倚。

（2）病例的邻居或所在同一居委会、住宅区内的健康人或其他患者。

（3）社会团体人群中非该病患者或健康人群的抽样。

（4）病例的配偶、同胞、亲戚、同班同学或同事等。此来源易使病例和对照达到均衡，但如果研究的因素为生活习惯、膳食、遗传等，则不宜用此种对照，因为亲属、配偶、兄弟姊妹大多生活习惯、饮食、遗传相同。

（5）社区人口的非该病患者或健康人群的抽样。

其中以（1）使用得最多，（5）为最接近全人口的无偏样本。

病例对照研究适用于罕见疾病的病因研究，往往从医疗机构和社区中选取全部病例，所以一般不存在抽样问题。如在不匹配、成组匹配或某些个体匹配中，选择病例与对照需要抽取样本时，其抽样方法可用简单随机抽样、系统抽样方法等。

三、统计学分析方法

病例对照研究主要通过在研究现场以询问方式填写调查表而收集信息资料，有时辅以查阅档案，采集样品进行化验，或实地查看加以记录等手段来收集。无论什么方法，都应有质量控制程序，以保证调查质量，如抽取样本复查，进行一致性检验等，而后对其资料进行整理、分析。

资料的整理分析程序及方法和统计学相似，但偏重暴露因素的效应估计和因果关联的分析。一般整理、分析的大致步骤为：①检查、核对调查资料。对获得的资料进行检查、核对、逻辑纠错、归纳和编码等。保证资料的完整性和尽可能高质量。②整理资料。按病例组与对照组分别将编码的原始资料输入计算机，使原始资料系统化、条理化，在此基础上计算各项指标，描述分布特征，不用计算机时，先设计整理用表，手工计数填表。③分析暴露因素与疾病的联系。即病例组与对照组的暴露率差异是否有统计学意义，一般用 χ^2 检验。再求暴露因素与患病的联系强度，即比值比（odds ratio，*OR*），及 *OR* 的 95%可信限。④分析并控制混杂因素。若怀疑存在混杂因素时，则应按混杂因素进行分层分析（stratified analysis）或计算标准值比，如 SMR，必要时可进行多因素回归分析。

具体到实际应用中，对收集资料的统计学分析主要包括描述性分析和推断性分析两部分。

（一）描述性分析

1. 研究对象的一般特征描述 对病例组和对照组的一般特征进行描述，如性别、年龄、职业、居住地、疾病临床类型等特征在两组的分布情况，一般以均数或构成比表示。

2. 均衡性检验 在描述性分析的基础上，对病例组和对照组的某些基本特征进行均衡性检验。根据资料类型选用 *t* 检验、方差分析、χ^2 检验等方法，以评价两组的可比性。对两组间差异确有统计学意义的因素，在后续分析时应考虑其对研究结果可能的影响并加以控制。

（二）推断性分析

1. 非匹配或成组匹配设计资料的分析 分析思路如下：

（1）先按暴露因素整理成四格表形式，如表 2-2。

表 2-2　病例对照研究资料

项目	疾病		合计
	病例	对照	
有暴露	a	b	$n_1=a+b$
无暴露	c	d	$n_2=c+d$
合计	$n_3=a+c$	$n_4=b+d$	N

（2）进行暴露与疾病关联性分析。检验病例组某因素的暴露率或暴露比例[a/n_3]与对照组[b/n_4]之间的差异是否具有统计学意义。如果两组某因素暴露率差异有统计学意义，说明该暴露与疾病存在统计学关联。检验此假设一般采用四格表 χ^2 检验（详见统计学教材），求 P 值。

$$\chi^2 = \frac{(ad-bc)^2 N}{(a+b)(c+d)(a+c)(b+d)} \qquad (2\text{-}7)$$

（3）进行关联强度分析。关联强度（strength of association）分析的目的是推断暴露因素与疾病关联的密切程度，是病因学研究中资料分析的核心内容。相对危险度（RR）为表示关联强度最常用的指标，是暴露组发病率或死亡率与非暴露组发病率或死亡率之比。因病例对照研究中无暴露组和非暴露组的观察人数，故不能计算发病率或死亡率，因而不能求得 RR 值，但可通过计算比值比（odds ratio，OR）来近似估计 RR 值。

OR 是指病例组某因素的暴露比值与对照组该因素的暴露比值之比，反映了病例组某因素的暴露比例为对照组的倍数。

$$OR = \frac{\text{病例组暴露率比值}}{\text{对照组暴露率比值}} = \frac{\dfrac{a/(a+c)}{c/(a+c)}}{\dfrac{b/(b+d)}{d/(b+d)}} = \frac{ad}{bc} \qquad (2\text{-}8)$$

OR 值的意义见表 2-3。

表 2-3　OR 值在暴露与疾病关联上的意义

OR（RR）值范围	意义
0～0.3	高度保护
0.4～0.5	中度保护
0.6～0.8	微弱保护
0.9～1.1	无影响
1.2～1.6	微弱有害
1.7～2.5	中度有害
≥2.6	高度有害

（4）估计 OR 的可信限区间：上面计算出的 OR 表示一个点的估计值，即用一次研究的样本人群所计算的一次 OR，而未顾及抽样误差。这一缺陷可用区间估计来弥补，即按一定的概率（可信度）来估计总体的 OR 在哪个范围，这个范围称为 OR 可信区间。其上、下限的数值称可信限，通常用 95% 的可信限。可信限计算常用的方法有伍尔夫（Woolf）法和米耶蒂宁（Miettinen）法。用 Miettinen 法计算公式为 OR 95%可信限$=OR^{\left(1\pm z/\sqrt{x^2}\right)}$，$Z$ 为 1.96（双侧）。

例：在某地区有男性 85 万人，1 年半内共诊断膀胱癌病例 507 例，从中随机抽样调查 375 例。以患者同年龄组的男性为对照，调查制革、染料、化工等职业与患膀胱癌的关系，详见表 2-4。

表 2-4　某些职业与膀胱癌的关系

可疑致癌职业史	病例人数	对照人数	合计
有	118（a）	69（b）	187（$a+b$）
无	257（c）	299（d）	556（$c+d$）
合计	375（$a+c$）	368（$b+d$）	743（N）

$$\chi^2 = \frac{(118\times299-69\times257)^2\times743}{187\times556\times375\times368}=15.95 \quad df=1 \qquad P<0.01$$

$$OR=\frac{118\times299}{69\times257}=1.99$$

OR 95%可信限$=1.99^{\left(1\pm1.96/\sqrt{15.95}\right)}=1.42,\ 2.79\ (OR_L,\ OR_R)$

结论：病例组和对照组可疑致癌职业史暴露率有统计数显著性差异。制革、染料、化工等职业的男性患膀胱癌的危险性为其他男性的 1.99 倍，有 95% 把握说制革、染料、化工等职业男性人群患膀胱癌的危险性是其他男性的 1.42～2.79 倍。

2. 个体匹配设计资料　以 1∶1 个体配对研究为例，分析思路如下：

（1）先按暴露因素整理成四格表形式，如表 2-5。

表 2-5　配对病例对照研究资料

病例组	对照组		合计
	有暴露史	无暴露史	
有暴露史	a	b	$a+b$
无暴露史	c	d	$c+d$
合计	$a+c$	$b+d$	N

注意：表中数值单位为对子，即每个数都是代表 1 个病例加 1 个对照。

（2）暴露与疾病关联性分析。用麦克尼马尔（McNemar）公式计算：

$$\chi^2=\frac{(b-c)^2}{b+c} \tag{2-9}$$

当对子数过少（$b+c<40$）时，用校正公式：

$$\chi^2 = \frac{(|b-c|-1)^2}{b+c}$$ （2-10）

（3）关联强度分析。计算 OR 值：

$$OR = \frac{b}{c}$$ （2-11）

（4）估计 OR 的可信限区间：采用 Miettinen 公式计算。

$$OR\ 95\%可信限 = OR^{\left(1\pm z/\sqrt{x^2}\right)}$$ （2-12）

例：欲研究使用雌激素与患子宫内膜癌的关系。用 317 个患者，并按诊断年份及年龄选择 317 个对照，配成 317 对，整理数据见表 2-6。

表 2-6　使用雌激素和患子宫内膜癌的关系配对调查

病例组	对照组		合计
	+	−	
+	39（a）	113（b）	152（$a+b$）
−	15（c）	150（d）	165（$c+d$）
合计	54（$a+c$）	263（$b+d$）	317（N）

$$\chi^2 = \frac{(113-15)^2}{113+15} = 75.03 \quad df = 1 \qquad P<0.01$$

$$OR = \frac{113}{15} = 7.5$$

$$OR\ 95\%可信限 = 7.5^{\left(1\pm 1.96/\sqrt{75.03}\right)} = 4.73，11.89$$

结论：病例组和对照组使用雌激素的暴露率的差异有统计学关联。使用雌激素患子宫内膜癌的危险性是不使用雌激素患子宫内膜癌危险性的 7.5 倍。有 95% 把握说，使用雌激素的妇女患子宫内膜癌的危险性是其他人群的 4.73～11.89 倍。

3. 分级分析　病例对照研究中，在收集暴露有无的同时，经常可以获得某因素不同暴露水平的资料，需进行资料的分级分析。

分级分析模式是将不同暴露水平的资料由小到大或由大到小分成多个有序的暴露等级，不同水平的暴露分别与无暴露或最低水平的暴露作比较，以分析暴露与疾病或其他卫生事件之间是否存在剂量-反应关系（dose-response relationship），以增加因果关联推断的依据。通常将资料整理为 $2 \times k$ 列联表（表 2-7）。

表 2-7　病例对照研究分级资料整理表

项目	暴露分级						合计
	0	1	2	3	4	……	
病例	u_0（=c）	a_1	a_2	a_3	a_4	……	m_1
对照	b_0（=d）	b_1	b_2	b_3	b_4	……	m_0
合计	n_0	n_1	n_2	n_3	n_4	……	t

病例组与对照组暴露水平分布的检验用 $R \times C$ 列联表 χ^2 检验。

例：1956 年多尔（Doll）和希尔（Hill）发表的男性吸烟与肺癌关系的研究数据见表 2-8。经过检验，$\chi^2=43.15$，$df=3$，$P<0.001$，说明男性肺癌组和对照组吸烟量分布的差别有统计学意义。

计算各个暴露水平的 χ^2、总 OR 及 OR 95%可信区间，通常以不暴露或最低水平的暴露为参照。本例以不吸烟为参照，各吸烟水平分别与不吸烟状态比较，其 χ^2、OR 及 95% CI 的计算同非匹配或成组匹配设计资料的分析的公式，结果见表 2-8。

表 2-8 男性每日吸烟的支数与肺癌的关系

项目	每日吸烟支数				
	0	1~4	5~14	≥15	合计
病例	2（c）	33（a_1）	250（a_2）	364（a_3）	649（m_1）
对照	27（d）	55（b_1）	293（b_2）	274（b_3）	649（m_0）
合计	29（n_0）	88（n_1）	543（n_2）	638（n_3）	1298（t）
χ^2		9.74	17.17	28.18	
OR	1.0	8.10	11.52	17.93	
OR 95%CI		2.18~30.13	3.62~36.68	6.00~48.90	

结果提示，各级的 OR 值随着吸烟量的增加显示递增趋势，呈现明显的剂量反应关系（χ^2 趋势=40.01，$df=1$，$P<0.01$）。χ^2 趋势检验可用来检验剂量反应关系是否具有统计学意义。

4.分层分析 是把病例组和对照组按不同特征（一般为可疑的混杂因素）分为不同层次，再分别在每一层内分析暴露与疾病的关联强度，从而可以在一定程度上控制混杂因素对研究结果的影响。分层分析时，将资料整理为表 2-9。

表 2-9 病例对照研究分层分析模式

暴露	i 层		
	病例	对照	合计
有	a_i	b_i	n_{1i}
无	c_i	d_i	n_{0i}
合计	m_{1i}	m_{0i}	t_i

例：某学者进行了一次食管癌发病因素的病例对照研究，共调查食管癌患者200 例，社区人群对照 776 例。其中饮酒与食管癌的关系分析结果见表 2-10。

表 2-10 饮酒与食管癌关系的病例对照研究资料分析

饮酒史	病例	对照	合计
有	164	397	561

饮酒史	病例	对照	合计
无	36	379	415
合计	200	776	976

$\chi^2=61.88$，$P<0.001$，$OR=4.35$（3.02～6.27）。

结果提示，饮酒与食管癌有关联，可能是食管癌的危险因素。

据以往研究，吸烟也是食管癌发生的危险因素，而吸烟与饮酒关系密切。因此，研究者怀疑吸烟可能是饮酒与食管癌关系研究中的一个混杂因素。故按照是否吸烟分层后，再进一步分析饮酒与食管癌的关联（表 2-11）。

表 2-11　按吸烟与否分析饮酒与食管癌的关系

饮酒史	不吸烟			吸烟		
	病例	对照	合计	病例	对照	合计
有	62	207	269	102	190	292
无	16	241	257	20	138	158
合计	78	448	526	122	328	450

计算各层资料的 OR：

$$OR_1=（62×241）/（207×16）=4.51$$
$$OR_2=（102×138）/（190×20）=3.70$$

各层 OR 的计算结果出现的不同情况及分析方法：①当各层间 OR 接近或一致，即经齐性检验（homogeneity test）差异无统计学意义时，应计算总 χ^2、总 OR 及 OR 95% CI，以分析和判断可疑混杂因素是否起混杂作用；②当各层间的 OR 相差较大，即经齐性检验差异有统计学意义时，提示各层资料不属同质资料，不宜计算总 χ^2 和总 OR，而应进一步分析分层因素与暴露因素间的交互作用（interaction）。齐性检验常用 Woolf 齐性检验法，具体计算方法参照有关书籍。

本例两层 OR 值尽管有一定差异，但经齐性检验结果差异无统计学意义（$\chi^2_w=0.25$，$df=1$，$P>0.05$），说明两层资料是同质的（homogeneous），故需计算总 χ^2 与总 OR。

计算总 χ^2、总 OR 及 OR 95% CI。总 χ^2 和总 OR 的计算常用曼特尔-亨塞尔（Mantel-Haenszel）提出的计算公式，分别以 χ^2_{MH} 和 OR_{MH} 表示。

$$\chi^2_{MH}=\left[\sum_{i=1}^{I} a_i - \sum_{i=1}^{I} E(a_i)\right]^2 \bigg/ \sum_{i=1}^{I} V(a_i) \tag{2-13}$$

式中 $E(a_i)$ 为 a_i 的理论值，即 $=\sum_{i=1}^{I} E(m_{1i}n_{1i}/t_i)$

$V(a_i)$ 为 a_i 的方差，$\sum_{i=1}^{I} V(a_i)=\sum_{i=1}^{I} \dfrac{m_{1i}m_{0i}n_{1i}n_{0i}}{t_i^2(t_i-1)}$

OR_{MH}的计算公式为：

$$OR_{MH} = \frac{\sum_{i=1}^{I} a_i d_i / t_i}{\sum_{i=1}^{I} b_i c_i / t_i} \qquad (2-14)$$

OR_{MH}的95%可信区间的计算可用 Miettinen 法或 Woolf 法公式。

本例对表 2-12 资料计算如下：

$$\sum a_i = 164, \sum E(a_i) = 119.05, \sum V(a_i) = 36.94$$

$$\chi_{MH}^2 = (164 - 119.05)^2 / 36.94 = 54.70, \quad v = i - 1 = 2 - 1 = 1, P < 0.01$$

$$OR_{MH} = 59.69 / 14.74 = 4.05, OR\ 95\%CI = 2.80 \sim 5.87$$

上述分析可见，按照吸烟分层后仍显示饮酒与食管癌之间的联系有统计学意义，分层后总 OR=4.05，与分层前的粗 OR（4.35）有一定差别，说明吸烟对饮酒与食管癌的关联产生了弱的混杂效应，吸烟夸大了饮酒与食管癌的关联强度。

5. 多因素分析　病例对照研究往往涉及的研究因素较多，需要从多个因素中筛选出对疾病影响重要的因素。前述有关暴露与疾病关联强度的分析多为单因素分析，分层分析虽能分析一个以上因素，但分层较多时，各层例数可能会很少，不能满足统计分析的需要，使其应用也受到限制。因此，用简单的单因素分析及分层分析方法不可能对多个因素与疾病的关联进行判断，也不可能同时对多个混杂因素加以控制。一些多因素分析方法，如多元线性回归分析、逻辑斯谛（logistic）回归分析、考克斯（Cox）回归分析、主成分分析及因子分析等，被广泛应用于病例对照研究中，以探讨多个因素与疾病之间的关联及控制混杂因素。病例对照研究的多因素分析较常用的是 logistic 回归模型，其中，条件 logistic 回归模型可进行匹配病例对照研究资料的多因素分析，非条件 logistic 回归模型可进行非匹配或成组匹配病例对照研究资料的多因素分析。

第三节　病例对照研究的衍生类型

近年来，在传统病例对照研究设计的基础上，发展或衍生出了很多改进的、非传统意义的研究设计类型，为流行病学研究提供了新的思路和方法。如巢式病例对照研究（nested case-control study）、病例-队列研究（case-cohort study）、单纯病例研究（case-only study）、病例交叉研究（case-crossover study）、病例-时间-对照设计（case-time-control study）等类型。本教材重点介绍巢式病例对照研究。

巢式病例对照研究又称队列内病例对照设计（case-control study within cohort），是 1973 年由美国流行病学家曼特尔（Mantel）提出的一种改良的病例对照研究方法。在病因研究的实际工作中，有时所研究疾病的发生很稀少，如果要进行队列研究，就要求所考察的队列样本量要很大。在这种状态下，队列的随访、暴露资料的收集、发病或死亡资料的登记等方面都比病例对照研究复杂得多。如果再加上需要采集研究对象的血、尿等样品，检测指标的费用昂贵，队列研究就将耗费巨大的人力和物力，甚至研究的质量也难以保证。

巢式病例对照设计是在队列研究的基础上开展病例对照研究。其基本思想是将病例对照研究与队列研究的设计思路重新组合。与传统的病例对照研究一样，研究对象为病例和对照。与传统的队列研究一样，首先根据研究目的确定一组人群作为研究队列，对整个队列进行随访观察。随访一段事先规定好的时间，将发生在该队列内的某病（即所要研究的疾病）的新发病例全部挑选出来，组成病例组，同时在队列中随机抽样，为每个病例选取一定数量的研究对象作为对照组。然后分别抽出病例组和对照组的相关资料及生物标本进行检查、整理，最后按病例对照研究的分析方法进行资料的统计分析和推论。巢式病例对照研究的设计原理见图2-2。

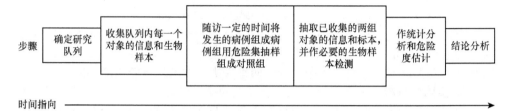

图 2-2　巢式病例对照研究的设计原理

同样，对照的选择也是巢式病例对照研究成功的关键。对照应为在其对应的病例发病时尚未发生相同疾病的人，这种方法被称为危险集抽样，即某病例发病时所有未患病者组成一个危险集，然后用随机抽样或配比的方法在危险集中为该病例选取对照。需要指出的是，运用危险集抽样时，某研究对象在某时点上被选为对照，之后该对照也可能成为病例，或者还可能再次被选为对照。巢式病例对照研究中对照的选择也有不匹配和匹配两种形式，绝大多数巢式病例对照研究都选用匹配对照。

按队列确定的时间的不同，可将巢式病例对照研究分为前瞻性和回顾性两类。

前瞻性巢式病例对照研究（prospective nested case-control study）：该设计是在研究开始时根据一定的条件选择某一人群作为队列，然后前瞻性地随访一定的时间确定病例组和对照组，该方法时间上是从现在到将来。

回顾性巢式病例对照研究（retrospective nested case-control study）：该设计是在研究开始前的某个特定时间选择某一人群作为研究队列，根据现在的情况确定病例组和对照组，该方法时间上是从过去到现在。该设计效率更高，能较快得到结果，但要求有信息完整的队列且队列的生物学样本事先已收集。

与传统的病例对照研究相比，巢式病例对照研究有以下优点：① 病例与对照来自同一队列，因此可比性好且降低了效应估计时的选择偏倚；②暴露资料是在疾病诊断前收集的，如果研究结果显示暴露与疾病存在关联，那么该关联与因果推断的时间顺序相符合，而且回忆偏倚小或可以避免，因果联系的推断更有力；③统计效率高于病例对照研究，而且可以计算疾病频率；④比队列研究节约人力、物力和财力；⑤可用于罕见病的研究。其缺点是：①效率比队列研究略低；②其探索病因的能力依赖于回顾性评价研究因素水平的能力,这可能会导致测量偏倚。

采用巢式病例对照研究的适宜情况是:①在前瞻性队列研究的随访开始后又出现了一种新的病因假设,而这种因素未被测量或者测量队列中每个成员的暴露水平太昂贵时;②在研究某些生物学前体(biologic precursors)与某些疾病的联系时特别有用,不仅是因为生物学前体的检测费时费钱,而且在疾病发生前就确知这些物质在体内的状况是非常有必要的。

第四节　质量控制

病例对照研究在设计、实施、资料分析乃至推论的过程中都可能会受到多种因素的影响,比较容易产生偏倚(bias),能否进行有效的质量控制往往是研究工作成败的关键。

偏倚是指在流行病学调查或推论过程中所获结论系统地偏离真实情况,属于系统误差。可以由研究设计的失误、资料获取的失真或者分析推断不当所引起。常见的偏倚有选择偏倚、信息偏倚和混杂偏倚。偏倚的存在歪曲了研究因素与疾病的关系,甚至得出完全错误的结论。一项完全没有偏倚的研究很难做到,但可以通过严谨的设计和细致的分析以识别、减少和控制。

一、选择偏倚

选择偏倚(selection bias)主要产生于研究的设计阶段,是由于研究对象的选择不当造成的,即入选的研究对象与未入选的研究对象在某些特征上存在差异而引起的误差。在病例对照研究中,主要表现为病例不能代表目标人群中病例的暴露特征,或对照不能代表目标人群的暴露特征。

(一)常见的选择偏倚

1. 入院率偏倚(admission rate bias)　也称伯克森偏倚。在以医院为基础的病例对照研究中常发生这种偏倚。当利用医院患者作为病例和对照时,由于所选的对照仅是某种或某些疾病患者中的一部分,而不是目标人群的随机样本,病例也只是该医院或某些医院的特定病例,而且由于医院的医疗条件、患者的居住地区及社会经济文化等多方面因素的影响,患者对医院以及医院对患者都有一定的选择性,因此作为病例组的病例也不是全体患者的随机样本。特别是因为各种疾病的入院率不同极易导致病例组与对照组在某些特征上产生系统误差。

2. 现患病例-新发病例偏倚(prevalence-incidence bias)　也称奈曼偏倚(Neyman bias)。病例对照研究中的研究对象如果选自现患病例,特别是病程较长的现患病例,所得到的暴露信息可能与存活有关而与发病无关,或者是由于疾病而改变了原有的一些暴露特征(如生活习惯、行为生活方式),与新发病例所提供的暴露信息有所不同,其结果可能将存活因素等作为疾病发生的影响因素,夸大或缩小了研究因素与研究疾病的真实关系。

3. 暴露偏倚（unmasking bias） 又称为检出症候偏倚（detection signal bias）。某因素虽不是病因，但其存在有利于某些体征或症状出现，患者常因这些与疾病无关的症状而就医，从而提高了早期病例的检出率，致使过高地估计了暴露程度，而产生系统误差。

（二）选择偏倚的控制

减少选择偏倚，关键在于严密科学的设计。制定严格的研究对象选择条件，研究时尽可能选人群病例和人群对照。如进行以医院为基础的病例对照研究，最好能在多个医院选择一定时期内连续观察的某种疾病的全部病例或其随机样本，在与病例相同的多个医院选择多病种对照，有条件时在人群中再选择一组对照；尽可能选择新发病例。

二、信 息 偏 倚

信息偏倚（information bias）或称观察者偏倚（observation bias）、测量偏倚（measurement bias），主要发生于研究的实施过程中。这种偏倚是在收集整理信息过程中由于测量暴露与疾病的方法有缺陷而造成的系统误差。

（一）常见的信息偏倚

1. 回忆偏倚（recall bias） 是由于研究对象对暴露史或既往史回忆的准确性和完整性存在系统误差而引起的偏倚。病例对照研究主要依据研究对象对过去暴露史的回忆而获取信息，因此这种偏倚是病例对照研究中最常见和最严重的偏倚之一。多种因素均可导致回忆偏倚，如病程、所发生事件的重要性、调查者的询问方式及询问技巧等。

2. 调查偏倚（investigation bias） 可来自于调查者或调查对象。调查者对病例与对照调查时，自觉或不自觉地采取不同的询问方式（方法、态度、广度、深度等）收集信息，产生的这种系统误差称诱导偏倚（inducement bias）；研究对象因某种原因有意报告非真实信息将导致报告偏倚（report bias）；对暴露情况及诊断结果划分发生错误则会引起错分偏倚（misclassification bias）。

（二）信息偏倚的控制

信息偏倚的控制主要通过提高测量的准确性和可靠性。严格定义诊断标准及暴露，并规范执行；严格培训调查员，最好采用盲法调查，尽量采用客观的方法来获取信息。调查项目繁简得当、问题明确、指标客观，调查者询问方式适当、态度认真，气氛融洽及被调查者心态平和等都是减少或避免信息偏倚的有效方法。通过随机抽取一定比例的研究对象进行重复调查而进行质量控制，也是减少信息偏倚的方法。

三、混 杂 偏 倚

疾病的发生是多因素综合作用的结果，因素与因素、因素与疾病之间的作用是非常复杂的。当探讨研究因素与某种疾病的关系时，某个既与疾病有关联又与暴露有关联的因素可能掩盖或夸大了研究因素与研究疾病之间的关系，这就产生了混杂偏倚（confounding bias）。在病例对照研究中常涉及众多研究因素，混杂偏倚的产生在所难免。通常在研究的设计阶段，可用随机化、限制和匹配的方法来控制混杂偏倚的产生；在资料的分析阶段，可用标准化、分层分析及多因素分析的方法分析和控制混杂偏倚。

第五节 研 究 实 例

血浆中 Th17 相关细胞因子水平与房颤发生风险的关联研究

一、研 究 背 景

心房颤动（简称房颤）是临床上最常见的快速性心律失常之一。近年来发现，炎症是促进房颤发生的一种全新的机制。CD4$^+$辅助 T 细胞 17（Th17）在许多心血管疾病的发生过程中都起到了重要的作用，但 Th17 相关细胞因子与房颤的关联尚未见报道。

拟研究血浆中 Th17 相关细胞因子的水平，包括 IL-17A、IL-17F、IL-21、IL-22、IFN-γ、IL-10、IL-9、IL-6 和 IL-4 的水平，与房颤发生风险的关联。

二、研 究 方 法

（一）明确研究类型

由于 Th17 相关细胞因子的水平与房颤发生的关联，很可能受到其他混杂因素，如性别、高血压病史、糖尿病病史、吸烟状况、饮酒状况、体质指数（body mass index，BMI）的影响，为了对照与病例具有较好的可比性，本研究采取 1∶1 个体匹配的病例对照研究设计。

（二）确定研究对象

1. 病例的选择 病例组来自 2013 年 12 月至 2015 年 1 月期间在某三甲医院就诊的房颤患者，排除并发感染、炎症紊乱以及恶性肿瘤。房颤的诊断以及分型参考欧洲心脏病学会 2010 年指南的标准。房颤自发终止的或者干预发病 7 天内可终止的被定义为阵发性房颤；房颤持续超过 7 天的被定义为持续性房颤；患者或者医生共同决定停止进一步试图恢复和（或）维持窦性节律的房颤被定义为永久性房颤；本研究将持续性和永久性房颤并称为慢性房颤。

2. 对照的选择 对照在同一医院同期例行健康检查的 1257 人中筛选。对照人群均无房颤或心律失常史，排除并发感染、炎症紊乱以及恶性肿瘤。

房颤患者与无房颤对照组 1∶1 个体匹配，匹配及倾向性评分因素包括：性别、高血压病史、糖尿病病史、吸烟状态、饮酒状态以及 BMI。

3. 样本量的估算 采用 logisitic 回归模型进行样本量估算，假设 Th17 相关细胞因子水平与房颤发生风险的 *OR* 值为 1.4，估计细胞因子水平取均数时房颤发生率为 30%，显著 α 水平为 0.05，如果达到 80%的检验把握度，至少需要病例和对照各 330 例。

（三）调查、收集资料

纳入的研究对象均通过结构式问卷来调查人口学信息（年龄、性别、婚姻状况、教育水平和职业）、病史（二级或更高级医院诊断为心律失常、冠心病、高血压、糖尿病和其他疾病的年份）、药物的使用（在过去一年的心律失常、高血压、糖尿病、血脂异常、冠心病和其他疾病用药）、吸烟状态（过去吸烟累计超过 100 支则被定义为吸烟）、饮酒状态（一周至少饮酒一次则定义为饮酒）、体力活动和饮食信息等。测量身高和体重，计算 BMI（kg/m^2），BMI<18.5kg/m^2 为体重过轻；18.5kg/m^2≤BMI≤25.0kg/m^2 为正常；25.0kg/m^2≤BMI≤30.0kg/m^2 为超重；BMI≥30.0kg/m^2 为肥胖。对房颤患者住院期间进行超声心动图检查，本研究中，共有 319 例房颤患者进行了超声心动图检查。本研究的超声心动图指标包括左心房内径（LAD）、右心房内径（RAD）、左心室内径（LVD）和左室射血分数（left ventricular ejection fraction，LVEF）。房颤患者入院后 48h 内未做任何治疗前，空腹抽取 5ml 血液样本，健康体检者则在体检时空腹抽取 5ml 血液样本。抽取的血液样本在 2h 内，于 4℃环境下 2000r/min 离心 15min。然后以 500μl 为单位分装血浆于冻存管中立刻保存在−80℃冰箱直至检测。血浆 Th17 相关因子是用 MILLIPLEX MAP 人类 Th17Magnetic Bead Panel 试剂盒基于液相芯片技术，在 Luminex MagPix 上运行检测的，原始数据用 Luminex xPONENT 4.2 软件进行收集，用 MILLIPLEX 5.1 软件进行分析。细胞因子的浓度（pg/ml）通过标准曲线方法进行计算，每个样本检测一次。每一次实验均有两个重复的质控样本，一个为低水平样本，另一个为高水平样本，所有因子的检测中，重复质控样本的变异系数均<10%。

（四）统计分析

采用倾向评分匹配的方法调整混杂因素，采用多因素 logistic 回归构建倾向评分模型，进入倾向评分模型用于匹配的变量包括：性别、高血压病史、糖尿病病史、吸烟状况、饮酒状况、身体质量指数（BMI）。匹配采用最邻近（nearest neighbor）匹配、无放回（without replacement），没有设定卡钳值（no caliper）。匹配后，病例组和对照组均衡性良好，各匹配变量的标准化差异都<0.25。

定量资料因为均为偏态分布，所以以中位数（四分位数间距）表示，组间比较采用威尔科克森（Wilcoxon）符号秩检验；定性资料采用频数（百分比）表示，组间比较采用配对卡方检验。采用多因素条件 logistic 回归分析各个因子与房颤的关联，调整年龄、使用他丁类药物、使用阿司匹林、冠心病病史。将各个因子水平按照在所有样本中的分布，划分三分位数，转换为等级分类变量，纳入上述多因素条件 logistic 回归模型。由于年龄在病例和对照组分布不均衡，因此采用按年龄进行分层分析和敏感性分析,探索年龄对研究结果的影响。在分层分析和敏感性分析中,采用多因素非条件 logistic 回归进行分析。

采用曼-惠特妮(Mann-Whitney)U 检验分析阵发性和慢性房颤患者之间血浆中 Th17 相关细胞因子水平的差异。采用多元 Spearman 相关分析探索房颤患者血浆中 Th17 相关细胞因子水平与超声心动指标之间的相关性,模型中调整年龄、性别、高血压病史、糖尿病病史、吸烟状况、饮酒状况、BMI、使用他丁类药物、使用阿司匹林。

数据统计和分析采用 SPSS 18.0 软件进行,均采用双侧检验,检验水准设为 0.05。

三、研究结果

(一)房颤组与对照组基本临床特征比较

倾向性评分匹配后,房颤组与对照组间基本临床特征具有较好的可比性。两组性别、高血压、糖尿病、吸烟状态、饮酒状态以及 BMI 分层情况差异均无统计学意义。但房颤患者服用他汀类药物和阿司匹林,以及患冠心病情况较对照组显著增多。此外,房颤组患者年龄显著高于对照组年龄,分别为 67 岁(58~74 岁)与 45 岁(36~58 岁),$P<0.001$(表 2-12)。

表 2-12　房颤组与对照组基本临床特征比较

特征[*]	房颤组 (n=336)	对照组 (n=336)	P[†]
年龄(岁)	67(58~74)	45(36~58)	<0.001
性别			0.073
男性	181(53.9)	204(60.7)	
女性	155(46.1)	132(39.3)	
高血压			0.188
是	163(48.5)	146(43.5)	
否	173(51.5)	190(56.5)	
糖尿病			0.740
是	49(14.6)	46(13.7)	
否	287(85.4)	290(86.3)	
吸烟状态			0.523
吸烟	121(36.0)	129(38.4)	
不吸烟	215(64.0)	207(61.6)	
饮酒状态			0.806
饮酒	110(32.7)	113(33.6)	
不饮酒	226(67.3)	233(66.4)	

续表

特征*	房颤组 (n=336)	对照组 (n=336)	P†
BMI（kg/m²）			0.886
BMI<18.5	15（4.5）	14（4.2）	
18.5≤BMI<25.0	190（56.5）	183（54.5）	
25.0≤BMI<30.0	105（31.3）	108（32.1）	
BMI≥30.0	26（7.7）	31（9.2）	
服用他汀类药物			<0.001
是	41（12.2）	11（3.3）	
否	295（87.8）	325（96.7）	
服用阿司匹林			<0.001
是	34（10.1）	7（2.1）	
否	302（89.9）	329（97.9）	
冠心病			<0.001
是	75（22.3）	28（8.3）	
否	261（77.7）	308（91.7）	
IL-17A（pg/ml）	31.00（15.98～46.73）	19.87（12.82～33.43）	<0.001
IL-17F（pg/ml）	0.01（0.01～0.02）	0.01（0.01～0.02）	0.001
IL-21（pg/ml）	44.48（25.33～67.13）	35.05（20.39～50.66）	<0.001
IL-22（pg/ml）	0.69（0.32～0.95）	0.52（0.14～0.80）	<0.001
IFN-γ（pg/ml）	42.59（21.86～67.13）	26.74（14.84～48.51）	<0.001
IL-10（pg/ml）	7.53（2.08～15.73）	3.18（0.94～8.95）	<0.001
IL-9（pg/ml）	33.08（11.89～56.25）	17.29（6.81～35.68）	<0.001
IL-6（pg/ml）	26.45（9.98～47.47）	12.13（4.07～28.85）	<0.001
IL-4（pg/ml）	0.33（0.11～0.54）	0.22（0.09～0.40）	<0.001

注：*不服从正态分布的连续变量用中位数（四分位数间距）表示，分类变量用频数（构成比）表示；†连续变量用配对 Wilcoxon 符号秩检验，分类变量用卡方检验；n：样本量；BMI：身体质量指数

（二）Th17 相关细胞因子与房颤发生的关联

多因素条件 logistic 回归用来分析 Th17 相关细胞因子与房颤的关联和关联强度，调整的变量包括年龄、他汀类药物使用、阿司匹林使用以及冠心病病史。分析结果显示 IL-17A、IL-17F、IL-21、IL-22、IFN-γ、IL-10、IL-9、IL-6 均与房颤发生风险显著相关，且随着各因子水平增高关联强度增大（表 2-13）。

表 2-13　Th17 相关细胞因子与房颤发生的关联

因子	样本量（例）		条件 logistic 回归	
	房颤组	对照组	OR（95% CI）	P†
IL-17A（pg/ml）				
<16.30	87	138	参考水平	
16.30~34.26	101	125	1.34（0.76~2.37）	0.312
≥34.27	148	73	2.58（1.47~4.55）	0.001
趋势检验				0.001
IL-17F（pg/ml）				
<0.01	184	231	参考水平	
0.01~0.019	68	50	1.36（0.75~2.47）	0.32
≥0.02	82	53	1.82（1.05~3.16）	0.034
趋势检验				0.028
IL-21（pg/ml）				
<27.62	96	133	参考水平	
27.62~50.65	106	120	1.20（0.69~2.08）	0.518
≥50.66	133	82	2.08（1.17~3.72）	0.013
趋势检验				0.015
IL-22（pg/ml）				
<0.37	93	135	参考水平	
0.37~0.79	107	118	1.30（0.75~2.26）	0.352
≥0.80	134	81	2.18（1.26~3.79）	0.006
趋势检验				0.006
IFN-γ（pg/ml）				
<21.86	88	140	参考水平	
21.86~49.56	103	117	1.24（0.69~2.23）	0.474
≥49.57	144	78	2.47（1.36~4.49）	0.003
趋势检验				0.003
IL-10（pg/ml）				
<2.24	87	139	参考水平	
2.24~8.94	106	112	1.48（0.84~2.62）	0.178
≥8.95	139	84	2.21（1.25~3.94）	0.007
趋势检验				0.007
IL-9（pg/ml）				
<12.41	89	137	参考水平	
12.41~37.26	97	126	1.27（0.74~2.19）	0.392
≥37.27	148	71	2.74（1.49~5.05）	0.001
趋势检验				0.001

续表

因子	样本量（例）		条件 logistic 回归	
	房颤组	对照组	OR（95% CI）	P[†]
IL-6（pg/ml）				
＜9.40	83	145	参考水平	
9.40～30.09	106	114	1.42（0.80～2.52）	0.232
≥30.10	146	76	2.50（1.40～4.47）	0.002
趋势检验				0.002
IL-4（pg/ml）				
＜0.16	106	134	参考水平	
0.16～0.38	96	116	1.02（0.59～1.75）	0.950
≥0.39	134	86	1.64（0.95～2.83）	0.076
趋势检验				0.079

注：†多因素 logistic 回归，调整年龄、他汀类药物和阿司匹林使用情况、冠心病病史；OR，比值比；95%CI，95%置信区间；IL，白介素

（三）Th17 相关细胞因子在阵发性房颤与慢性房颤中的比较

为了探索 Th17 相关细胞因子与房颤亚型的关系，采用 Mann-Whitney U 检验比较了阵发性房颤与慢性房颤患者 Th17 相关细胞因子的差异。本研究中，阵发性房颤共 84 例，慢性房颤共 236 例，结果显示，Th17 相关细胞因子在阵发性房颤与慢性房颤组间差异均无统计学意义（表 2-14）。

表 2-14　Th17 相关因子在阵发性房颤与慢性房颤中的比较

因子（pg/ml）*	阵发性房颤（n=84）	慢性房颤（n=236）	P[†]
IL-17A	28.75（15.44～42.15）	31.00（16.06～47.78）	0.330
IL-17F	0.01（0.01～0.02）	0.01（0.01～0.03）	0.215
IL-21	43.07（24.00～63.27）	44.48（25.33～70.10）	0.426
IL-22	0.68（0.22～0.91）	0.70（0.35～0.97）	0.453
IFN-γ	42.59（20.02～62.57）	42.59（21.86～68.60）	0.288
IL-10	5.56（1.28～14.42）	7.53（2.36～15.73）	0.311
IL-9	27.47（11.07～54.47）	33.44（11.77～56.56）	0.398
IL-6	25.30（8.10～42.15）	27.60（10.20～48.50）	0.340
IL-4	0.30（0.09～0.49）	0.34（0.11～0.54）	0.298

注：*中位数（四分位数间距）；†Mann-Whitney U 检验；IL，白介素

（四）房颤组中 Th17 相关细胞因子与超声心动指标的相关性分析

用多元 Spearman 相关分析，调整了潜在混杂因素，包括年龄、性别、高血压、

糖尿病、吸烟状态、饮酒状态、BMI、他汀类药物及阿司匹林使用情况，分析 Th17 相关细胞因子与房颤患者超声心动图指标的相关性。结果显示 IL-17A、IL-21、IL-10、IL-6 的血浆水平与左心房内径（LAD）呈显著正相关。IL-17F 与左心室内径（LVD）呈显著正相关，与左心室射血分数（LVEF）呈显著负相关（表 2-15）。

表 2-15　房颤组中 Th17 相关因子与超声心动指标的相关性分析[*]

	IL-17A	IL-17F	IL-21	IL-22	IFN-γ	IL-10	IL-9	IL-6	IL-4
LAD	0.118[*]	0.102	0.126[*]	0.049	0.096	0.117[*]	0.099	0.134[*]	0.110
	(0.038)	(0.073)	(0.027)	(0.394)	(0.091)	(0.040)	(0.083)	(0.019)	(0.054)
RAD	0.032	0.069	0.053	0.023	0.023	0.001	0.009	0.057	0.042
	(0.574)	(0.229)	(0.350)	(0.690)	(0.685)	(0.993)	(0.875)	(0.332)	(0.461)
LVD	0.077	0.128[*]	0.099	0.074	0.049	0.085	0.055	0.072	0.070
	(0.174)	(0.025)	(0.081)	(0.194)	(0.387)	(0.136)	(0.335)	(0.205)	(0.221)
LVEF	−0.034	−0.130[*]	−0.065	−0.062	−0.006	0.008	−0.017	−0.065	−0.031
	(0.552)	(0.023)	(0.257)	(0.280)	(0.912)	(0.887)	(0.767)	(0.259)	(0.589)

　　注：*多元 Spearman 相关分析，调整年龄、性别、高血压、糖尿病、吸烟状态、饮酒状态、BMI、他汀类药物和阿司匹林使用情况；表格中数值为偏相关系数（P 值）；IL，白介素；LAD，左心房内径；RAD，右心房内径；LVD，左心室内径；LVEF，左心室射血分数

四、研究结论

　　血浆中高水平的 IL-17A、IL-17F、IL-21、IL-22、IFN-γ、IL-10、IL-9、IL-6 与房颤发生风险增高显著相关。提示 Th17 相关细胞因子可能在房颤发生中起到重要作用，本研究对阐明房颤病因以及潜在机制提供了一定的证据支持。

（向　颖　李亚斐）

第三章 队列研究

第一节 概　　述

队列研究是分析性流行病学研究的重要方法。队列研究最早开始于 Doll 和 Hill 对吸烟和肺癌的关系进行的研究，随后得到了迅速发展和广泛的应用。2004 年开始的 CKB 项目是中英国际合作建立并开展的一项慢性病前瞻性队列研究，是全球三大队列项目之一，旨在建立中国健康人群队列，从遗传、环境和生活方式等方面深入研究危害中国人群健康的各类重大慢性病的主要影响因素。目前该队列完成了 51 万余人的基线调查并开始队列的长期随访，是我国高质量病因学证据的重要来源，在为制定重大慢性病防治策略和措施提供科学证据方面具有重大意义。

一、概　　念

队列研究（cohort study）或定群研究是指对一个特定的人群，根据研究对象是否暴露于某研究因素及其程度分为暴露组和非暴露组，追踪观察一段时间后，比较各组之间结局的差异，从而判断暴露因素与结局之间有无因果关联及关联程度大小的一种观察性研究方法。队列研究又称为前瞻性研究（prospective study）、发病研究（incidence study）、随访研究（follow-up study）、纵向研究（longitudinal study）等。

队列（cohort）表示一个特定的研究人群，如具有某种共同特征、共同经历、暴露于某事物或某因素的一组人群。有时队列也表示特定时期内出生的一组人群，称为出生队列（birth cohort）。固定队列（fixed cohort）是指人群都是在某个特定时间或一个短时间之内进入队列，之后进行随访观察，直至观察终止，无人员无故退出，也无新的成员加入，观察期内人群相对固定。动态队列又称动态人群（dynamic population），是相对于固定队列而言，指随时可能增加或减少的观察人群。

二、基本原理

队列研究的基本原理是在一个根据研究目的所确定的人群中，按照要求选择所需要的研究对象，收集研究对象的基线资料，根据目前是否暴露了某个待研究的可疑危险因素将研究对象分成暴露组和非暴露组，也可根据暴露了可疑危险因素的程度不同而将暴露组分成不同的亚组，如高剂量组和低剂量组等。然后开展随访观察，根据结局出现的时间确定观察时间的长短，观察期间可进行多次的随

访，收集包括暴露以及相关因素的资料。观察结束时对各组进行检查并登记研究
结局的发生情况（发病、死亡或其他健康状况）（图 3-1），收集的资料可整理成如
表 3-1 所示形式，通过比较各组的发病（死亡）率对危险因素与结局的关系进行
评估。如果暴露组结局的发生率 $a/(a+b)$ 高于非暴露组 $c/(c+d)$ 且具有统计学
意义，则说明因素和疾病之间存在统计学联系，且因果关系的可能性很大。同时，
研究中还应当收集两组人群的人口学和社会经济状况等资料，以便分析这些因素
对疾病发生的影响。

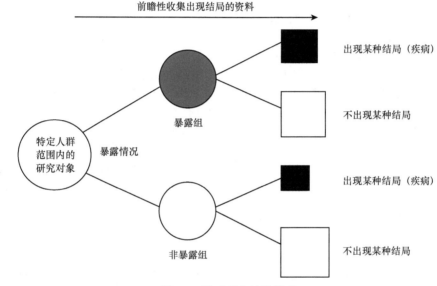

图 3-1　队列研究结构模式

表 3-1　队列研究结果整理表

	发病人数	未发病人数	合计
暴露组	a	b	$a+b=n_1$
非暴露组	c	d	$c+d=n_2$
合计	$a+c=m_1$	$b+d=m_2$	$a+b+c+d=N$

三、队列研究的特点及应用

（一）特点

1. 属于观察性研究方法　研究因素的暴露与否是自然存在的，所获得的结论
是通过观察得到的。

2. 设立了非暴露组（对照组）　设立对照进行比较是分析性流行病学研究的
特点之一。队列研究对象按暴露与否进行分组，不同于病例对照研究的按是否发
病进行分组，也不同于实验性研究的随机分组。

3. 由 "因" 到 "果" 队列研究是先出现暴露,后观察到结局,在时序上是由前向后的,其结果在病因推断上的可靠性强。

(二)应用

1. 病因假设验证 由于队列研究是前瞻性研究方法,符合病因链的实际顺序,验证病因假设成为队列研究的主要用途。队列研究还可能发现其他的和暴露因素有关的结局,一次研究可验证一种暴露因素与一种疾病或多种疾病之间的因果关联。

2. 预防效果评价 有时研究的因素是保护因素,可以预防疾病的发生,通过队列研究即可评价该暴露因素的预防效果。因此,又称为 "人群的自然实验"。

3. 描述疾病自然史 队列研究可通过观察整个人群暴露于研究因素后,群体中疾病发生、发展,直到结局的全过程,从而描述疾病的自然史。

4. 新药的上市后监测 由于Ⅰ~Ⅲ期临床试验的样本量和观察时间是有限的,观察人群是按照纳入和排除标准筛选的,有些药物的不良反应仍可能没有被发现,所以,需要样本量更大和观察时间更长的队列进行上市后的监测。

5. 评估疾病预后 队列研究在评估疾病预后方面具有重要的作用,在疾病预后的研究中,如进行两组病例预后生存情况的评估,研究的设计可采用队列研究,疾病预后研究常用前瞻性或回顾性队列研究。

四、队列研究的优缺点

队列研究的优点主要包括前瞻性的研究,不存在回忆偏倚;可计算研究结局的发生率,用于不同地区人群的比较;可同时观察一种暴露因素引起的多种疾病的结果;直接计算相对危险度和归因危险度,进行因素与发病的联系强度估计;在有完整资料记录的条件下,可做回顾性队列研究,省时省力,出结果较快。

队列研究缺点主要包括常需观察大量人口,观察时间较长,人力、物力和财力消耗较大;不适用于发病率很低的疾病的病因研究;研究设计要求严格,实施难度大,暴露人年数的计算复杂;队列研究容易发生失访偏倚;不适用于多病因的疾病。

第二节 研究设计与实施

队列研究实施起来费时、费力而且经费消耗巨大,所以一定要进行科学设计。队列研究设计首先明确研究的目的,前期要有足够的科学依据形成假设,然后采取队列研究验证假设是否科学、正确。在研究中不仅要考虑如何确定研究因素(暴露因素),还要尽可能对暴露因素进行定量分析。对暴露的测量应尽可能采用敏感、精确、简单和可靠的方法。

一、样本量的估算

确定样本量的目的是了解需要随访观察多少人才能发现暴露与疾病的关系,

在确定样本量时需考虑以下几个问题：

1. 抽样方法 队列研究中的抽样方法与现况研究相同，不同的抽样方法直接影响样本量的大小。

2. 暴露组与非暴露组的比例 通常非暴露组的样本量不少于暴露组。

3. 失访率 失访对于队列研究来说几乎是不可避免的，因此在计算样本量时需要考虑失访率，适当增加样本量。

样本量计算可采用下列公式进行，主要取决于以下四个参数：

（1）P_0：非暴露人群的发病率或死亡率（P_0），P_0 越近 0.5，所需样本量越大。

（2）P_1：暴露人群的发病率或死亡率（P_1）或相对危险度的估计值（RR）。

（3）α：所要求达到的显著性水平（即检验假设中的第 Ⅰ 类错误，α 错误），通常取 α=0.05 或 0.01。

（4）β：为检验假设时出现的第 Ⅱ 类错误概率，通常取 0.1 或 0.2。$1-\beta$ 称把握度。

在暴露组和对照组样本量相等的情况下，用公式 3-1 求得各组需要的样本量：

$$N = \frac{(Z_\alpha\sqrt{2\overline{P}\overline{Q}} + Z_\beta\sqrt{P_0Q_0 + P_1Q_1})^2}{(P_0 - P_1)^2} \tag{3-1}$$

式中 P_0 和 P_1 分别代表暴露组和对照组的预期发病率，$\overline{P} = 1/2(P_0 + P_1)$，$\overline{Q} = 1 - \overline{P}$，$Q_0 = 1 - P_0$，$Q_1 = 1 - P_1$，$Z_\alpha$、$Z_\beta$ 为标准正态分布下的面积。

在计算样本量时，一般按 10%～20%估计失访率，故在原估计样本量的基础上加 10%～20%作为实际样本量。

例 用队列研究观察核电站工作人员职业暴露与白血病发病的关系，已知一般人群的白血病发病率为 1/10 000，有辐射暴露的人白血病发病率为 8/10 000，当 α 取 0.05，β 取 0.1 时，开展队列研究需要的样本量有多大？

P_0=0.0001，P_1=0.0008，Q_0=0.9999，Q_1=0.9992，Z_α=1.96，Z_β=1.28

$\overline{P} = 1/2(P_0 + P_1) = 0.000\,45$，$\overline{Q} = 1 - \overline{P} = 1 - 0.000\,45 = 0.999\,55$。代入式 3-1 得：

$$n = \frac{(1.96\sqrt{2 \times 0.00045 \times 0.99955} + 1.28\sqrt{0.0001 \times 0.9999 + 0.0008 \times 0.9992})^2}{(0.0001 - 0.0008)^2}$$

$= 9544.21 \approx 9545$ 人

故两组各需观察 9545 人。

估计失访率为 10%，则实际样本量为 9545÷0.9≈10 606 人，即两组的观察人数均为 10 606 人。

二、暴露和非暴露人群的确定

队列研究开始时进行纳入研究对象基线资料的收集，包括暴露的资料及个体的其他信息等，被称为基线资料或基线信息（baseline information），主要包括暴露因素的暴露状况、疾病与健康状况、人口学资料、家庭环境、个人生活习惯和家族疾病史等。可以通过查阅现有记录和档案（医院和个人健康保险）、访视、体格检查以及实验室检查和环境检测等方法获取。基线信息既可以作为暴露组与非暴露组的判定依据，也可以为今后进一步分析影响研究结局的因素提供保证。

研究对象确定应考虑满足以下几个方面的要求：首先是纳入研究时未患所要研究的疾病，但同时具有发生所研究疾病的风险；其次，能够保证有足够的随访时间；此外，队列的研究对象要有较高的随访率，一般要求随访率在90%以上。

（一）暴露人群的选择

1. 暴露人群选择的原则

（1）人群有暴露史，目前仍在暴露中，且将在未来一段时间内继续暴露于某因素。

（2）能提供明确的暴露史及暴露程度。

（3）能提供可靠的转归（结局）信息，发病就医、诊断和报告均较方便。

2. 可供选择的暴露人群

（1）特殊暴露人群：特殊暴露是指高度暴露，亦称高危人群，即选择某一危险因素暴露比较严重的人群作为队列研究对象。例如，选择乙型肝炎慢性感染者作为暴露人群来研究乙肝病毒变异与原发性肝癌之间的关系。职业人群也是特殊暴露人群，因为某些职业中长期存在特殊暴露因子，因而该人群中某些特殊疾病的发病率远高于一般人群，可以以这些职业人群作为暴露组来研究暴露因子与疾病的关系。例如，选择石棉作业工人研究石棉与肺癌的关系等。

（2）有组织的人群：如公费医疗或参加人寿保险等的人员，这些人员在医疗就诊和随访观察方面可提供详细资料便于研究；也可以某些组织成员为对象，如机关、协会和工会会员等，可以利用他们的组织系统有效地收集随访材料，且他们的职业和经历往往相似，可比性强。

（3）特定地区的人群：如果研究的因素具有明显的地区性，研究的疾病在该地区又有较高的发病率或死亡率，则可以以这些地区的人群为研究对象。常见于地方病的病因研究。

（4）一般人群：指某行政区域或地理区域范围内的所有人群，选择其中暴露于所研究因素的人组成暴露组，没有暴露的组成非暴露组，得到的结果外推性好。

（二）非暴露人群的选择

选择非暴露人群作为对照组的目的是进行比较，正确选择对照人群是保证队列研究真实性的重要前提。对照人群除未暴露于所研究的因素外，其他因素如年龄、性别、职业等应尽可能与暴露人群均衡。

1. 内部对照　在暴露组来源的人群中以没有暴露或具有最低暴露剂量的人员为非暴露组，这是最理想的对照。因为除了暴露因素外，其他方面暴露组和非暴露组的可比性较强，特别是当暴露人群来自一般人群或有组织的人群时常用内部对照。

2. 外部对照　当不具备选择内对照条件时，以没有暴露或具有最低暴露剂量的其他人群作为对照，这称为外部对照。一般当暴露人群为职业暴露人群时常用外部对照。如以放射科医生为暴露人群研究放射线致病关系时，则可以不接触射线或接触射线极少的其他科医生为外部对照。

3. 总人口对照 是以某地区现成的一般人群的发病率或死亡率作为标准与暴露组进行比较，即以全人口率为对照。优点是资料容易获得，可省时省钱；缺点是获得的资料往往比较粗糙，缺乏其他因素的信息，有时存在时间偏差，可比性差等。为了避免内部构成的差异，可采用标化比进行比较。

4. 多重对照 选择上述两种或两种以上的形式作为对照，以减少只用一种对照所带来的偏倚，提高结果的准确性。

三、队列随访

1. 研究结局的确定 结局是指随访观察中将出现的预期结果事件，如发生某种疾病、死于某种疾病或出现某种健康状态等，结局是队列研究中对研究对象观察的自然终点。研究结局的确定要具体、客观，测量要有统一的标准。

2. 随访内容 包括暴露人群暴露情况及程度有无改变，如吸烟者是否还在吸，吸多少等；登记发病和死亡的相关情况，如发病日期、诊断方法和地点、死亡原因、死亡时间和地点；观察整个人群人口变动情况等；了解可能产生混杂作用有关的因素，以备分析时用。

3. 随访方法 根据随访对象的特点、随访内容、研究人力物力等选择不同的方法，如面对面访问，电话访问，定期体检，环境和疾病监测，通过医院病案记录或疾病控制部门等收集资料。强调的是暴露组和对照组应采用相同的方法进行随访，保持整个随访期不变。

4. 随访时间 是指开始随访到观察终点的时间，也是预期可以得到结果的时间。随访时间的长短取决于暴露因素与疾病的联系强度以及疾病的潜伏期长短。理论上随访应在疾病的最短诱导期和潜伏期之后进行，但是实际实施中往往难以做到。一般是在保证获得研究结果的前提下尽量缩短随访期，以节约人力、物力，减少失访。

5. 随访的间隔 如果观察时间较短，在观察终止时一次搜集资料即可。但如果观察时间较长，则需多次随访，其随访间隔与次数可根据研究结局的变化速度及研究的人力、物力等条件而定。一般慢性病的随访间隔期可定为1~2年。

四、统计分析方法

队列研究随访结束后，首先应对所获得的资料进行核对和检查，有问题的进行纠错、补查等，保证资料的完整性和准确性。然后进行整理分析，计算各研究组在随访期的疾病发病率和死亡率，以及暴露因素与疾病关联的指标。

（一）人年数的计算

在对某些疾病进行随访调查时，由于研究对象有进入，有迁出或死亡，造成每个对象被观察的时间长短不一。为了将观察人数和观察时间相结合进行度量，常用人时数（person-time，PT）来表示，如人周、人月、人年等，一般最常用人年数。人年数（person-year，PY）是指所有研究对象实际观察年数的总和。100人年可以是10人观察10年，或100人观察1年。人年数的计算方法包括以下几种：

1. 稳定人群人年数计算方法

$$PY = N \cdot \Delta T \qquad (3\text{-}2)$$

式中 PY 为人年数，N 是观察人数，ΔT 为观察年数。

2. 不稳定人群人年数计算方法 观察期间有迁出、迁入、失访、死于其他疾病、不合作而中途退出、停止暴露者等情况的人群，可用以下公式：

$$PY = N' \cdot \Delta T \qquad (3\text{-}3)$$

$$N' = （年初人数 ＋ 年终人数）/2$$

或

$$N' = \sum M/12 \qquad (3\text{-}4)$$

$$M（人月） = A + （B + C）/2 \qquad (3\text{-}5)$$

A 表示月内未变人数，B 表示月内进入人数，C 表示月内退出人数。

此外，不稳定人群人年数的精确计算方法可借用计算机软件进行计算。

3. 用寿命表法计算人年 当观察人数较多，可利用简易寿命表的方法。该方法计算简单，同时有一定的精确度。

（二）率的计算

1. 累积发病率（cumulative incidence rate，CIR） 指某一固定人群在一定时期内某病新发生例数与时期开始总人数之比，也就是一般所说的发病率。随访期越长，则病例发生越多，所以 CIR 表示发病率的累积影响。CIR 又是平均危险度的一个指标，也就是一个人在特定时期内发生该病的概率。计算累积发病率的适用条件是样本量大，人口稳定，资料比较整齐。

计算公式，设观察期限为 n 年。

$$n年的某病累积发病率 = \frac{n年内的新发病例数}{n年内的平均暴露人口数} \times 1000‰ 或 100\,000/10万 \qquad (3\text{-}6)$$

2. 发病密度（incidence density，ID） 是指一定时期内的平均发病率。分子是研究人群在一段时间内新发生的病例数，分母则是该人群的人时数，常用人年表示，以此算出的是人年发病（死亡）率。用人时为单位进行计算的率带有瞬时频率性质，故称为发病密度。发病密度的计算没有限制，一般队列研究均可用，但因其计算比较复杂，故多在人口波动较大、样本量小的情况下，不能用累积发病率时采用发病密度。

计算公式：

$$发病密度 = \frac{某人群在观察期内的发病数}{观察期内的观察对象人年数} \times 100\,000/10万 \qquad (3\text{-}7)$$

3. 标化比 当研究对象数目较少，结局事件的发生率较低时，不宜直接计算率，或选择总人口对照时，以全人口发病（死亡）率作为标准，算出该人群的理论发病（死亡）人数，从而求出观察人群中实际发病（死亡）人数与理论发病人数之比，即标化发病（死亡）比。最常用的指标为标化发病比（standardized incidence ratio，SIR）和标化死亡比（standardized mortality ratio，SMR）。标化比实际上不是率，而是以全人口的发病（死亡）率为对照而算出来的比，是率的替代指标。标化比的计算公式：

$$SIR(SMR) = \frac{暴露人群实际发病(死亡)数}{该人群理论发病(死亡)数} = \frac{暴露人群实际发病(死亡)数}{暴露人口数 \times 全人口发病(死亡)率} \quad (3-8)$$

如果 SIR（SMR）>1，则暴露人群的发病（死亡）率大于一般人群。

例 已知某厂 35～40 岁组工人 1000 名，一年内有 5 人死于某种癌症，该年龄组工人本年内全人口该癌症的死亡率为 0.24%，求 SMR。

$$SMR = 5/（1000 \times 0.24\%） = 2.08$$

结论：该厂 35～40 岁工人死于某癌症的危险是一般人群的 2.08 倍。

（三）暴露与疾病的关联程度分析

1. 相对危险度（relative risk，RR） 又称为率比（rate ratio），是指暴露组发病率与非暴露组的发病率之比，是反映暴露与疾病的关联强度的最好指标。

（1）计算公式：

$$RR = \frac{I_e}{I_o} = \frac{a/(a+b)}{c/(c+d)} \quad (3-9)$$

式中 I_e 和 I_o 分别代表暴露组和非暴露组的发病率。

RR 表示暴露组发病或死亡的危险是非暴露组的多少倍。$RR<1$，表明其间存在负联系（提示暴露是保护因子）；$RR>1$ 时，表明两者存在正联系（提示暴露是危险因子），RR 值越大说明暴露与结局的关联强度越大。

（2）RR 的 95%可信区间：上述算出的是相对危险度的一个点估计值，若要估计数值的总体范围，应考虑到抽样误差的存在，须计算其 95%的可信区间。

$$RR_U, RR_L = RR^{1\pm1.96\sqrt{\chi^2}} \quad (3-10)$$

$$\chi^2 = \frac{(ad-bc)^2 \cdot n}{m_1 \cdot m_0 \cdot n_1 \cdot n_0} \quad (3-11)$$

RR 的 95%可信区间的另一算法为：

$$标准差(SD) = \sqrt{1/a + 1/b + 1/c + 1/d} \quad (3-12)$$

RR 的 95%可信区间为 $\exp[\ln RR \pm 1.96\sqrt{(SD)}]$。

2. 归因危险度（attributable risk，AR） 又称为特异危险度、率差（rate difference），是指暴露组发病率与非暴露组发病率之差的绝对值，它反映发病归因于暴露因素的程度。

（1）计算公式：

$$AR = I_e - I_o = \frac{a}{a+b} - \frac{c}{c+d} \quad (3-13)$$

由于 $RR = \dfrac{I_e}{I_0}, I_e = RR \times I_0$

$$AR = RR \times I_0 - I_0 = I_o(RR - 1)$$

$$AR的95\%CI = AR^{1 \pm 1.96/\sqrt{\chi^2}} \tag{3-14}$$

（2）AR 的意义：AR 表示暴露可使人群比未暴露时增加的发病的数量，如果暴露去除，则可使发病率减少的百分率（AR 的值）。

从表 3-2 可知，相对危险度（RR）与特异危险度（AR）都是暴露因素与疾病联系强度的测量指标，但意义不同：前者说明暴露个体与非暴露个体比较增加相关疾病危险的倍数，有病因学意义；后者则说明暴露人群比非暴露人群增加的疾病发生数量，如果消除该因素，就可减少这个数量的人发病，因此更具疾病预防和公共卫生意义。

表 3-2　吸烟与不吸烟者死于不同疾病的 RR 与 AR

疾病	吸烟者 （1/10 万人年）	不吸烟者 （1/10 万人年）	RR	AR （1/10 万人年）
肺癌	48.33	4.49	10.8	43.84
心血管疾病	294.67	169.54	1.7	125.13

3. 归因危险度百分比（AR%）　又称病因分值（etiologic fraction，EF），是指暴露人群中由暴露因素引起的发病在所有发病中所占的百分比。其计算公式如下：

$$AR\% = \frac{I_e - I_o}{I_e} \times 100\% = \frac{RR - 1}{RR} \times 100\% \tag{3-15}$$

AR%可估计消除该因素后可减少的发病（死亡）百分比。

4. 人群归因危险度与人群归因危险度百分比

（1）人群归因危险度（population attributable risk，PAR）：表示在全人群中暴露于某因素所致的发病率或死亡率。其计算公式如下：

$$PAR = I_t - I_o \tag{3-16}$$

I_t：全人群发病率。

（2）人群归因危险度百分比（PAR%）：又称人群病因分值（population etiologic fraction，PEF），表示全人群中由于暴露于某因素所致发病或死亡占人群发病或死亡的百分比。

$$PAR\% = \frac{I_t - I_o}{I_t} \times 100\% \tag{3-17}$$

例：某吸烟与肺癌的队列研究获得以下资料：吸烟者肺癌年死亡率为 $I_e = 1.07‰$，非吸烟组肺癌年死亡率为 $I_o = 0.08‰$，全人群中肺癌年死亡率为 $I_t = 0.65‰$，试计算上述各指标。

$RR = I_e/I_o = 1.07‰/0.08‰ = 13.4$，表明吸烟组的肺癌死亡危险是非吸烟组的 13.4 倍。

$AR = I_e - I_o = 1.07‰ - 0.08‰ = 0.99‰$，表明如果去除吸烟，则可使肺癌死亡率减

少 0.99‰。

$AR\%=（I_e-I_o）/I_e\times100\%=92.5\%$，表明吸烟人群中由吸烟引起的肺癌死亡在所有肺癌死亡中所占的百分比为 92.5%。

$PAR=I_t-I_o=0.65‰-0.08‰=0.57‰$，表明如果去除吸烟，则可使全人群中的肺癌死亡率减少 0.57‰。

$PAR\%=（I_t-I_o）/I_t\times100\%=87.7\%$，表明全人群中由吸烟引起的肺癌死亡在所有肺癌死亡中所占的百分比为 87.7%。

（四）统计方法

在队列研究中会运用到包括单因素、多因素分析等多种统计学方法。

1. 单因数分析 暴露组与非暴露组发生率之间的差异要进行统计学检验，可采用卡方检验；当发生率高时，还可采用率的 u 检验，如果发生率比较低，可用二项分布或泊松分布检验。在分析资料进行标化时，标化率的比较可采用 U 检验。

2. 多因素分析 在控制混杂因素的影响时可采用分层分析，分层分析的目的是克服混杂因素的影响。通常将资料以年龄、职业或性别为特征进行分层，然后对不同层的发病或死亡情况进行相应的统计分析。利用多因素分析方法可以控制混杂因素的影响，评价研究因素的实际作用的大小。一般采用多因素 logistic 回归模型进行分析；队列研究中考虑时间变量，则可以运用 Cox 风险模型进行分析。

3. 利用统计软件进行样本含量计算 不稳定人群人年数的精确计算方法可借用计算机软件 PYRS（Person-years）和 OCMAP（occupational cohort mortality analysis program）等。在 EpiInfor 软件中 STATCALC 模块可以进行样本量的计算。打开"sample size & power"后选择"Cohort or cross-sectional"，分别输入 $1-\alpha$ 值（通常可定为 95%）、把握度（power，通常可定为 90%）、暴露组和非暴露组的比例、研究的结局在非暴露组发生率（可以为普通人群中的发生率），运行后可以计算出非暴露组和暴露组的样本量。此外，还可以采用 PASS 软件中队列研究样本量计算模块进行样本量的计算。

第三节 队列研究的类型

队列研究根据研究对象进入队列的时间、终止观察的时间及资料获取的方式不同，可以将队列研究分为三种类型。

一、前瞻性队列研究

前瞻性队列研究（prospective cohort study）研究对象的确定与分组是根据研究开始时的研究对象的暴露状况而定的，研究的结局需随访观察一段时间才能得到，这种设计又称为即时性（concurrent）队列研究。优点是研究者可直接获取暴露与结局的第一手资料，因而资料的可信度高，偏倚小。但研究人群样本较大，观察时间长，花费大。

前瞻性队列研究选用原则：

（1）要有明确的研究目的和检验假设，检验的因素必须找准。

（2）所研究疾病的发病率或死亡率应较高，一般不应低于5‰。

（3）明确规定暴露因素，且有把握获得观察人群的暴露资料。

（4）明确结局变量，要有确定发病或死亡等结局的简便而可靠的手段。

（5）要有把握获得足够数量的观察人群，能够准确地分成暴露组和非暴露组，并且该人群能被长期随访观察而取得完整可靠的资料。

（6）该项研究是个较长期的过程，要有足够的人力、物力和财力支持该项工作。

二、历史性队列研究

历史性队列研究（historical cohort study）又称回顾性队列研究（retrospective cohort study），研究开始时暴露和疾病均已发生，其特点是研究对象是过去某个时间进入队列的，通过追溯过去历史资料确定暴露组与未暴露组，然后追查现在的发病或死亡情况。暴露到结局的方向是前瞻性的，而研究工作的性质是回顾性的。该方法完全依赖于有关暴露、疾病和生死状况的历史记录，因此历史记录的完整性和真实性将直接影响到研究结果的可靠性。如果历史资料记录不全，会缺乏影响疾病和暴露的混杂因素资料，以至影响暴露组与未暴露组的可比性。因此历史性队列研究尽管省力省时，但偏性大，适用于长诱导期和长潜伏期的疾病；常用于特殊暴露人群（职业人群）的研究。

历史性队列研究选用原则：选用历史性队列研究时，除了前瞻性队列研究中所要考虑的部分内容外，要有足够数量的完整可靠的记录或档案材料，是实施历史性队列研究最重要的前提，因为历史性队列研究完全依赖于有关暴露、疾病和生死状况的完整真实的历史记录。与前瞻性队列研究在人力、物力、财力方面相比较要求不高。

三、双向性队列研究

双向性队列研究（ambispective cohort study）又称混合性队列研究，即在回顾性队列研究的基础上，继续进行一段时间的前瞻性观察研究，结合以上两种方法的优点。这种设计最适宜于评价对人体健康同时具有短期效应和长期作用的暴露因素。

双向性研究队列选用原则：当基本具备进行历史性队列研究的条件下，如果从暴露到现在的观察时间还不能满足研究的要求，还需继续前瞻性观察一段时间时，则选用双向性队列研究（图3-2）。

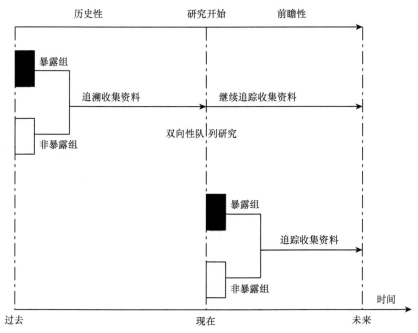

图 3-2 队列研究类型示意图

第四节 质 量 控 制

队列研究在设计、实施和资料分析等环节都可能产生偏倚，是影响研究结果准确性的重要原因。只有做好偏倚的控制，才能保证研究的质量。队列研究中常见的偏倚种类包括失访偏倚、信息偏倚和混杂偏倚。

一、失 访 偏 倚

失访偏倚（lost to follow-up bias）是队列研究常见的偏倚，也是队列研究最不易控制的偏倚。因为队列研究一般需要观察较长的时间，加之样本量大，其间有些研究对象因迁出、外出或不愿继续合作等原因退出研究，就会产生失访或无应答。质量高的队列研究的失访率不超过 5%，一般要求失访率不应超过 10%，否则下结论应慎重。所以，在研究中要尽力去控制失访。主要的控制办法包括：

（1）研究设计时，选择那些符合条件并且依从性好的研究对象，以提高应答率，降低失访率。

（2）研究实施过程中要对随访调查员进行培训与考核，以达到技术熟练、工作负责、方法统一，提高资料收集的质量；同时，研究开始之前尽量做好宣传解释工作，使研究对象了解研究的目的意义，降低失访率。

（3）制定切合实际的随访计划，开展经常性检查与监察，定期进行资料分析，及时发现存在的困难与问题；资料整理分析时，将完成随访的研究对象与失访者进行比较，估计失访对结果的影响程度。

二、信息偏倚

在获取各类信息时所出现的系统误差或偏差称为信息偏倚（information bias）。队列研究中的信息偏倚主要是错分偏倚（misclassification bias），主要是因为使用的仪器不准确，检验技术不熟练，询问技术不佳，诊断标准定义不明确或掌握不当等原因，造成暴露错分、疾病错分以及暴露与疾病的联合错分。如果这种错分偏倚以同样的程度发生于观察的各组，则结果可能不会对各组之间的相对关系产生太大影响，但会低估相对危险度，这种情况称作非特异性错分。如果这种错分仅发生于一组，则对相对危险度的估计可能过高也可能过低，这种情况称作特异性错分。信息偏倚的控制方法主要包括：

（1）严格的调查设计，做好调查员的培训工作，达到技术熟练、工作负责、方法统一，加强责任心，提高其收集信息的能力。

（2）选择精确稳定的测量方法，对仪器进行标定，严格按照实验操作规程行事，明确各项诊断标准，且标准必须一致。

（3）随机抽取样本进行重复调查与检测，将结果进行比较，估计信息偏倚的可能与大小。

三、混杂偏倚

混杂偏倚（confounding bias）是当研究某因素与疾病之间的关系时，由于存在既与所研究因素有联系又与所研究疾病有联系的外来因素影响，使研究因素与疾病之间出现虚假关联，这种偏倚称为混杂偏倚。引起混杂偏倚的因素称为混杂因素（confounding factor）。控制混杂偏倚的方法主要包括：

（1）采用随机化原则来选择研究对象，使两组之间除研究因素外，其他因素达到均衡。

（2）通过匹配方法来选择非暴露组以消除混杂因素的影响。

（3）最简单的方法是限制，如研究吸烟与口腔癌时，研究只选择不饮酒者为研究对象。

（4）在资料分析阶段，可采用分层分析和多因素分析等来控制混杂因素的影响。

第五节 研究实例

实例1：历史性队列研究

一、研究目的

长期抗病毒治疗对慢性乙肝感染者降低肝癌发生风险的作用评估。

二、研 究 对 象

回顾性慢性乙肝感染者队列。

纳入 2005 年 1 月至 2008 年 1 月在某三级医院住院并被确诊为慢性乙肝病毒（HBV）感染的患者。收集入院后治疗前的外周血检测数据，包括乙肝血清标志物、HBV 病毒载量、甲肝抗体（anti-HAV IgM）、丙肝抗体（anti-HCV）、丁肝抗体（anti-HDV）、戊肝抗体（anti-HEV IgM）、人类免疫缺陷病毒抗体（anti-HIV）、梅毒、甲胎蛋白（AFP）、肝功能生化检测指标、血小板计数；填写统一调查表。

1. 患者纳入标准 ①诊断为慢性乙肝病毒感染的患者；②HBsAg 阳性持续 6 个月以上；③具备入院后治疗前完整的外周血检测数据，且具有完整的病历资料；④签署知情同意书，同意加入该队列研究。

2. 排除标准 ①合并 HCV、HEV、HDV 和 HAV 等其他肝炎病毒感染；②合并 HIV、梅毒感染；③合并非酒精性脂肪肝、酒精性肝病、自身免疫性肝病、遗传代谢性肝病等；④伴有失代偿性肝硬化；⑤随访开始前或开始后 1 年内明确诊断为肝癌；⑥病历资料缺失；⑦拒绝签署知情同意书。

三、样本量的估算

采用队列样本量计算公式，按照暴露组和非暴露组等量，按式 3-1 进行最低样本量的计算

$$N = \frac{(Z_\alpha \sqrt{2\overline{P}\,\overline{Q}} + Z_\beta \sqrt{P_0 Q_0 + P_1 Q_1})^2}{(P_0 - P_1)^2}$$

当 α 取 0.05，β 取 0.1 时，P_0=0.015，P_1=0.005，Q_0=0.085，Q_1=0.995，将其代入上式得：

Z_α=1.96，Z_β=1.28，

$\overline{P} = 1/2(P_0 + P_1) = 0.01$，$\overline{Q} = 1 - \overline{P} = 1 - 0.01 = 0.99$，

$$n = \frac{(1.96\sqrt{2 \times 0.01 \times 0.99} + 1.28\sqrt{0.015 \times 0.085 + 0.005 \times 0.995})^2}{(0.015 - 0.005)^2}$$

=1400人

故两组各需观察 1400 人。

估计失访率为 10%，则实际样本量为 1400×（1+0.10）=1540 人，即两组的观察人数均为 1540 人。

四、随 访

1. 随访方式 随访采用电话、微信、APP 软件和入户调查等多种方式相结合，采用统一制式调查表获得研究对象的临床参数和信息。

2. 随访终点 随访终点：随访截止时间为 2020 年 1 月 1 日；研究对象从纳

入队列开始至肝细胞癌（HCC）确诊或死亡或退出或随访截止时间。

HCC 诊断通过 B 超、CT 或 MRI 和（或）数字减影血管造影（digital subtraction angiography，DAS）明确。肝硬化诊断通过肝活检、B 超和 CT/MRI 检查。

五、抗病毒治疗方案

根据患者病情选择干扰素、核苷类似物或两者联合的治疗方案。

1. 核苷（酸）类似物治疗 包括拉米夫定（100mg，口服，1 次/日）、阿德福韦酯（10mg，口服，1 次/日）、替比夫定（600mg，口服，1 次/日）、恩替卡韦（0.5mg，口服，1 次/日）的单药治疗，或联合治疗。疗程至少为 12 个月。

2. 干扰素治疗

（1）短效干扰素：INF-α 1b，肌内注射，500MIU，1 次/2 日，疗程 6 个月以上。

（2）长效干扰素：Peg-INF-α 2a，皮下注射，180U，1 次/周或 Peg-INF-α 2b，皮下注射，80μg，1 次/周。疗程均为 12 个月或以上。

六、统 计 分 析

数据录入和统计学分析采用 SPSS 18.0 软件进行。双人资料录入后进行比对，保证资料的准确性。采用 χ^2 检验比较分析分类变量如性别和 HBeAg 在各组间的分布，非正态分布的计量资料如 HBV DNA 和 ALT，经 Log 转换后再进行学生（Student）t 检验或方差分析的比较。

采用卡普兰-迈耶（Kaplan-Meier）法进行生存分析，采用 log-rank test 检验比较生存曲线；单因素分析 HCC 发生的危险因素，采用 Cox 风险比例模型进行分析，同时校正年龄和性别；将具有统计学意义的单因素纳入 Cox 风险比例模型进行多因素分析，并计算 HCC 发生的危险因素 HR 值和 95%CI。本研究中所有检验均为双侧检验，显著性检验水平 $\alpha=0.05$，$P<0.05$ 为有统计学差异。

七、结　果

（一）纳入研究对象的基线资料

纳入研究对象的基线资料如表 3-3 所示。

表 3-3　队列研究纳入对象的基线资料

变量	非暴露组（n=2570）	暴露组（n=1658）	P 值
年龄（岁）	44.86±13.65	38.99±12.4	<0.001
男性	1906（74.2）	1342（80.9）	<0.001
HBeAg 阳性	804（31.3）	824（49.7）	<0.001
肝硬化	642（25.0）	338（20.4）	<0.001
HBV DNA（$\log_{10}$ copies/ml）	5.17±2.05	6.29±1.85	<0.001
TBIL（μmol/L）			
≤20	576（22.6）	442（27.1）	<0.001

续表

变量	非暴露组 (*n*=2570)	暴露组 (*n*=1658)	*P* 值
>20	1970 (77.4)	1190 (72.9)	
ALB (g/L)			
35~55	1548 (60.5)	1122 (67.8)	<0.001
其他	1010 (39.5)	534 (32.2)	
ALT (U/L)			
≤40	666 (26.3)	284 (17.4)	<0.001
>40	1870 (73.7)	1348 (82.6)	
PLT (10^9/L)	119.3±98.4	114.4±103.3	
AFP (ng/ml)			
≤20	1680 (65.6)	1036 (62.5)	0.041
20~400	882 (34.4)	622 (37.5)	
随访时间 (人年)	21 916.67	14 893.83	
随访时间中位数 (人年)	8.83 (6.75~10.83)	9.0 (6.5~11.42)	
肝癌发生数	344 (13.4)	74 (4.5)	
肝癌发病率[1/ (1000 人年)]	15.70	4.97	

注：TBIL，总胆红素；ALB，白蛋白；ALT，谷氨酸氨基转移酶；PLT，血小板计数；AFP，甲胎蛋白

（二）抗病毒治疗在慢性乙肝队列中的作用

经抗病毒治疗的慢性乙肝组 HCC 累积发病率为 4.97/1000 人年，低于非抗病毒治疗组 HCC 的 15.7/1000 人年。生存分析结果显示见图 3-3，抗病毒治疗可显著降低 HCC 发病风险和 HBV 相关肝病死亡风险。

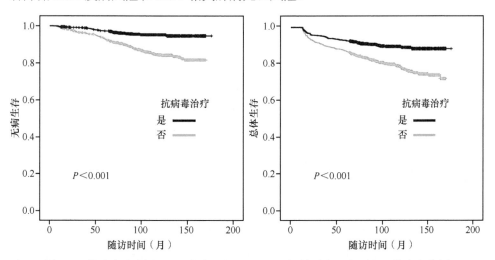

图 3-3 抗病毒治疗对 HCC 发病（左）和 HBV 相关肝病死亡（右）的生存分析

（三）慢性乙肝患者发生 HCC 的单因素与多因素 Cox 分析

慢性乙肝患者发生 HCC 的单因素分析结果显示抗病毒治疗可显著降低 HCC 发病风险（HR=0.36，95%CI：0.28～0.47，P<0.001），见表 3-4。

表 3-4　慢性乙肝患者发生 HCC 的单因素分析

变量	总数（%） （N=2114）	HCC（例）	单因素校正 HR （95%CI）	P 值
性别				
女	490（23.2）	24	1.0	
男	1624（76.8）	185	2.42（1.79～3.26）	<0.001
年龄（岁）			1.03（1.03～1.04）	<0.001
基线肝硬化				
无	1624（76.8）	115	1	
有	490（23.2）	94	2.95（2.43～3.58）	<0.001
抗病毒治疗				
无	1501（71.0）	172	1	
有	380（18.0）	32	0.36（0.28～0.47）	<0.001
HBeAg				
阴性			1	
阳性			1.03（0.84～1.26）	0.799
HBV DNA（$\log_{10}$ copies/ml）			1.01（0.96～1.06）	0.737
ALT（U/L）				
≤200	1376（66.0）	152	1	
>200	708（34.0）	57	1.05（0.83～1.33）	0.681
TBIL（μmol/L）				
≤20	691（33.1）	51	1	
>20	1396（66.9）	158	1.41（1.09～1.83）	0.009
ALB（g/L）				
35～55	1335（63.4）	106	1	
<35	772（36.6）	102	1.67（1.37～2.03）	<0.001
AFP（ng/ml）				
≤20	1358（64.4）	115	1	
20～400	752（35.6）	94	1.49（1.23～1.80）	<0.001
PLT（10^9/L）				
100～300	1004（47.5）	66	1	
<100	1110（52.5）	143	1.86（1.51～2.29）	<0.001

将单因素分析有统计学差异的变量纳入多因素 Cox 模型，分析慢性乙肝患者发生 HCC 的危险因素，结果显示抗病毒治疗是显著降低 HCC 发病风险的独立保

护因素（*HR*=0.36，95%*CI*：0.28～0.47，*P*<0.001），见表3-5。

表 3-5 慢性乙肝患者 HCC 发生风险的多因素分析

变量	总数（%） （*N*=2114）	HCC（例）	多因素分析 *HR*（95%*CI*）	*P*值
性别				
女	490（23.2）	24	1.0	
男	1624（76.8）	185	3.07（2.27～4.18）	<0.001
年龄（岁）			1.038（1.02～1.04）	<0.001
基线肝硬化				
无	1624（76.8）	115	1	
有	490（23.2）	94	2.52（2.036～3.13）	<0.001
抗病毒治疗				
无	1501（71.0）	172	1	
有	380（18.0）	32	0.36（0.28～0.47）	<0.001
AFP（ng/ml）				
≤20	1358（64.4）	115	1	
20～400	752（35.6）	94	1.33（1.09～1.62）	0.005
PLT（10^9/L）				
100～300	1004（47.5）	66	1	
<100	1110（52.5）	143	1.28（1.01～1.62）	0.039

八、结　　论

经慢性乙肝患者队列研究证实，长期抗病毒治疗可显著降低 HCC 发病风险。

实例2：前瞻性队列研究

一、研　究　目　的

分析抗病毒治疗在 HCC 根治性切除术后预后中的作用。

二、研　究　对　象

1. HCC 术后患者队列 2006 年 5 月至 2009 年 6 月间在某医院被确诊为肝癌的患者并接受了根治性肝切除术。于术前一周进行血清学检查，检查内容包括：HBsAg 及 HBeAg，HBV DNA 载量，丙型肝炎病毒抗体，AFP，肝功能。其中，共有 1795 例为血清乙肝表面抗原阳性。排除同时感染丙型肝炎病毒、术后 1 个月内复发及失访患者。最后，将 1560 例之前未经治疗且血清 HBV DNA>500copies/ml 的肝细胞癌患者纳入到队列中。其中，592 例接受过术后核苷（酸）类似物治疗。

2. 研究对象入选标准 ①年龄 18～70 岁；②经 CT/MRI、AFP 和病理确诊的 HBV

相关的 HCC 患者且术前未经其他抗肿瘤治疗；③HBV DNA 浓度＞500copies/ml，Child-Pugh 为 A 或 B 级；④接受肝细胞癌根治性切除术，病理证实无瘤切缘＞1cm 且无任何证据表明转移发生；⑤术中 B 超探查无肝内外转移；⑥未合并心、肺、肾等其他疾病；⑦签署知情同意书自愿加入。

3. 研究对象排除标准 ①术前 1 年内接收抗肿瘤和抗病毒治疗；②合并其他严重疾病；③不签署知情同意，不愿加入的；④已参加其他试验研究计划的；⑤孕期或哺乳期的妇女；⑥肾功能不全者，或具有其他肿瘤、糖尿病、传染病和精神疾病的患者；⑦5 年内有其他肿瘤病史；⑧合并感染 HCV、HIV 和梅毒的患者。

三、样本量计算

采用队列样本量计算公式（式 3-1），按照暴露组和非暴露组等量，进行最低样本量的计算，公式如下：

$$N = \frac{(Z_\alpha\sqrt{2\overline{P}\overline{Q}} + Z_\beta\sqrt{P_0Q_0 + P_1Q_1})^2}{(P_0 - P_1)^2}$$

按两年死亡率所估计

当 α 取 0.05，β 取 0.1 时，P_0=0.25，P_1=0.15，Q_0=0.75，Q_1=0.85，将其代入式 3-1 得：

Z_α=1.96，Z_β=1.28，

$\overline{P} = 1/2(P_0 + P_1) = 0.2$，$\overline{Q} = 1 - \overline{P} = 1 - 0.01 = 0.8$，

$$n = \frac{(1.96\sqrt{2 \times 0.2 \times 0.8} + 1.28\sqrt{0.25 \times 0.75 + 0.15 \times 0.85})^2}{(0.25 - 0.15)^2}$$

$= 334$人

故两组各需观察 334 人。

估计失访率为 10%，则实际样本量为 334×（1+0.10）=368 人，即两组的观察人数均为 368 人。

四、随　访

1. 随访方式 纳入研究对象均于术后一个月内在本院门诊复查，之后每 3～6 个月进行一次复查；对于感觉不适的患者随时在当地医院门诊进行复查。随访的截止日期是 2012 年 8 月 1 日。

2. 随访终点 第一观察结局为 HCC 复发，第二观察结局为 HCC 引起的死亡。所有观察对象截止到 2012 年 8 月 1 日。OS 定义为手术日期至 HCC 引起的死亡；RFS 定义为手术日期至 HCC 复发。

五、抗病毒药物

抗病毒治疗组治疗方案采用常规术后治疗加抗病毒治疗。患者于术后一周内

开始口服核苷（酸）类似物直至 HBsAg 血清学转换。拉米夫定（100mg/d）作为首选抗病毒药物。若患者出现耐药，则应用阿德福韦酯（10mg/d）加拉米夫定或恩替卡韦（0.5mg/d）。某些患者服药剂量可以根据肌酐清除率来调整。对照组治疗方案采用常规术后治疗。

六、统 计 分 析

应用 SPSS 18.0 软件（SPSS 18.0 for Windows，SPSS，Chicago，IL）进行数据录入和统计学分析。双人资料录入后进行比对，保证资料的准确性。采用 χ^2 检验比较分析分类变量如性别、HBeAg，使用 Bonferroni 法校正多组间样本的重复比较。采用独立样本 t 检验或方差分析比较计量资料如年龄等在组间的差异，非正态分布的计量资料如 HBV DNA 和 ALT，经 Log 转换后再进行 Student's t 检验或方差分析的比较。

生存分析采用 Kaplan-Meier 法，生存曲线的比较采用 log-rank test，HR 计算采用 Cox 比例风险模型。影响复发或生存的多因素分析采用 Cox 风险回归模型。本研究中所有检验均为双侧检验，显著性检验水平 α =0.05，$P<0.05$ 为有统计学差异。

七、结　　果

1. 队列纳入人群一般信息　队列纳入人群的一般信息包括人口学资料、肿瘤临床特征、肝功能和血清学资料，见表 3-6。共 1560 人最终纳入分析，其中抗病毒治疗组 592 人，对照组 968 人。

表 3-6　队列纳入人群的一般信息

变量	抗病毒治疗组（n=592）	对照组（n=968）	P 值
年龄（岁）	49.47±9.96	50.10±10.95	0.245
性别			<0.001
男性	536（90.5）	812（83.9）	
女性	56（9.5）	156（16.1）	
门静脉癌栓			0.103
无	526（88.9）	832（86.0）	
有	66（11.1）	136（14.0）	
肝硬化			<0.001
无	16（2.7）	158（16.3）	
轻度	334（56.4）	476（49.2）	
中度及以上	242（40.9）	334（34.5）	
BCLC 分期			0.097
0	20（3.4）	20（2.1）	
A	452（76.4）	708（73.1）	
B	120（20.2）	240（24.7）	
HBeAg-positive	242（40.9）	252（26.0）	<0.001

续表

变量	抗病毒治疗组（n=592）	对照组（n=968）	P 值
HBV DNA（log₁₀copies/ml）	4.61±1.27	3.95±1.37	<0.001
AFP（ng/ml）			0.004
≤20	218（36.8）	288（29.8）	
>20	374（63.2）	680（70.2）	
TBIL（μmol/L）			0.422
≤20	476（80.4）	794（82.0）	
>20	116（19.6）	174（18.0）	
ALB（g/L）			0.372
35~55	570（96.3）	922（95.2）	
其他	22（3.7）	46（4.8）	
ALT（U/L）			<0.001
≤42	292（49.3）	598（61.8）	
>42	300（50.7）	370（38.2）	

注：† 数据为均数±标准差；除了标明外，数据表示为例数（百分比）；AFP，甲胎蛋白；TBIL，总胆红素；Albumin，白蛋白；ALT，谷氨酸氨基转移酶

2. 术后队列中的抗病毒治疗效果 经抗病毒治疗的 HCC 术后组 2 年累积复发率为 53.7%，2 年累计死亡率 27.2%，低于非抗病毒治疗组 HCC 的 2 年累积复发率 75.6% 和 2 年累计死亡率 27.2%。生存分析结果显示，抗病毒治疗可显著降低 HCC 复发和死亡风险（图 3-4）。

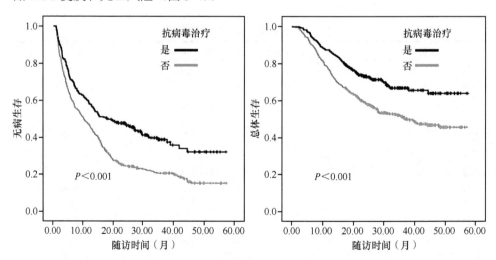

图 3-4 抗病毒治疗对 HCC 术后患者复发（左）和死亡（右）的生存分析

3. HCC 术后患者复发与死亡的单因素与多因素 Cox 分析 IICC 术后患者的单因素分析结果显示抗病毒治疗可显著降低 HCC 复发与死亡风险（*HR*=0.59，95%*CI*：0.52~0.67，*P*<0.001；*HR*=0.56，95%*CI*：0.49~0.68，*P*<0.001），结果见表 3-7。

表 3-7 队列研究中 HCC 复发和死亡相关的单因素分析结果

变量	无瘤生存				总体生存			
	复发	未复发	HR（95%CI）	P值	死亡	存活	P值	HR（95%CI）
年龄（岁）	49.14±10.71	51.71±10.03	0.98（0.97~0.99）	<0.001	49.17±10.38	50.37±10.71	0.029	0.99（0.98~1.00）
门静脉癌栓				<0.001				<0.001
无	940（69.2）	418（30.8）	1		512（37.7）	846（62.3）		1
有	182（90.1）	20（9.9）	2.74（2.33~3.22）		146（72.3）	56（27.7）		3.16（2.62~3.80）
BCLC分期				<0.001				<0.001
0/A	806（67.2）	394（32.8）	1		422（35.2）	778（64.8）		1
B	316（87.8）	44（12.2）	2.19（1.92~2.49）		236（65.6）	124（35.1）		2.58（2.20~3.03）
HBV DNA（copies/ml）	4.25±1.40	4.06±1.28	1.05（1.01~1.10）	0.023	4.43±1.44	4.03±1.29	<0.001	1.15（1.08~1.21）
AFP（ng/ml）				<0.001				<0.001
≤20	308（60.9）	198（39.1）	1		140（27.7）	366（72.3）		1
>20	814（77.2）	240（22.8）	1.62（1.42~1.89）		518（49.1）	536（50.9）		2.13（1.76~2.58）
ALT（U/L）				<0.001				0.001
≤42	610（68.5）	280（31.5）	1		342（38.4）	548（61.6）		1
>42	512（76.4）	158（23.6）	1.26（1.12~1.42）		316（47.2）	354（52.8）		1.29（1.11~1.51）
TBIL（μmol/L）				0.084				0.016
≤20	926（72.9）	344（27.1）	1		516（40.6）	754（59.4）		1
>20	196（67.6）	94（32.4）	0.87（0.75~1.02）		142（49.0）	148（51.0）		1.26（1.04~1.51）
抗病毒治疗				<0.001				<0.001
无	774（80.0）	194（20.0）	1		476（49.2）	492（50.8）		1
有	348（58.8）	244（41.2）	0.59（0.52~0.67）		182（30.7）	410（69.3）		0.56（0.49~0.68）

注：*数据为均数±标准差；除了标明外，数据表示为例数（百分比）；ALT，谷氨酸氨基转移酶；AFP，甲胎蛋白；TBIL，总胆红素；HR，风险比

将单因素分析有统计学差异的变量纳入多因素 Cox 模型,分析抗病毒治疗在 HCC 术后抗复发和死亡的作用,结果显示抗病毒治疗是显著降低 HCC 复发和死亡风险的独立因素($HR=0.57$,$95\%CI$:$0.50\sim0.65$,$P<0.001$;$HR=0.54$,$95\%CI$:$0.45\sim0.64$,$P<0.001$),见表 3-8。

表 3-8　队列研究中 HCC 复发和死亡的多因素 Cox 风险回归分析

变量	HR(95% CI)	P
复发风险		
年龄(岁)	0.99(0.98~1.00)	0.002
门静脉癌栓(有 vs. 无)	1.66(1.33~2.08)	<0.001
BCLC 分期(B vs. 0/A)	1.54(1.28~1.85)	<0.001
HBV DNA($\log_{10}$copies/ml)	1.06(1.01~1.11)	0.012
抗病毒治疗(有 vs. 无)	0.57(0.50~0.65)	<0.001
AFP(异常 vs. 正常)	1.43(1.25~1.64)	<0.001
ALT(异常 vs. 正常)	1.22(1.07~1.38)	0.002
HCC 死亡风险		
门静脉癌栓(有 vs. 无)	1.80(1.38~2.34)	<0.001
BCLC 分期(B vs. 0/A)	1.69(1.34~2.12)	<0.001
HBV DNA($\log_{10}$copies/ml)	1.15(1.08~1.21)	<0.001
抗病毒治疗(有 vs. 无)	0.54(0.45~0.64)	<0.001
AFP(异常 vs. 正常)	1.84(1.52~2.22)	<0.001

八、结　　论

经 HCC 根治性切除术后患者队列研究证实,长期抗病毒治疗可显著降低 HCC 复发与死亡风险。

(殷建华　张宏伟)

第四章　随机对照临床试验

伴随着 21 世纪循证医学模式的到来，对科学证据的认识和评估越来越受到重视。一位优秀的临床医生既要具备丰富的临床经验，又要有能力依据最好的科学证据指导临床实践。其中随机对照临床试验是最严谨的流行病学研究设计，它作为高级别的研究证据一直受临床医学的青睐，是评估各种药物、治疗方法、干预措施的最严谨、最可靠的科学方法，是临床循证医学证据的重要来源。

第一节　概　　述

一、概念及基本原理

随机对照试验（randomized controlled trial，RCT）是流行病学实验研究中常用的研究设计，是临床试验（clinic trial）的一种，常用于评价新药、新疗法、新措施等各种治疗措施的防治效果。RCT 是按照随机分配的原则，将临床患者分为两组，人为地给一组以某种新药、新疗法、新措施作为试验组，另一组施加传统疗法、措施、药物、安慰剂或者不施加这种药物、疗法、措施作为对照组，然后前瞻性地观察一定时间，经过随访比较两组发生结局事件的频率差异，通过统计学检验获得治疗措施与结局的相关性（图 4-1）。RCT 对来自于同一总体的研究对象实施随机化分配，保证试验组与对照组的划分不受研究者及研究对象主观意愿的影响，从而控制非研究因素对结果的干扰，确保两组具有可比性，同时采用不同程度的盲法对收集资料的质量进行严格的控制，因此通过 RCT 来验证病因假设或评价干预措施效果具有较强的证据力度。

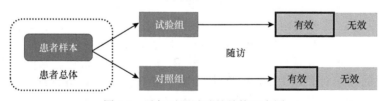

图 4-1　随机对照试验的结构示意图

二、研　究　特　点

RCT 的研究特点包括以下三个方面：①研究对象来自同一总体，采用严格的随机分配原则将其分为试验组与对照组，以保证两组的可比性。②研究因素是人为施加的。③属于前瞻性研究，需要随访研究对象。这些对象不一定非从同一天开始，但必须从一个确定的起点开始跟踪。

RCT 的优点：①论证强度很高；②采用了随机分组和同期对照，可以避免与时间变化有关的偏倚；③如果同时采用盲法，可以避免与临床疗效测量有关的偏倚。

RCT 的局限性：①RCT 研究对时间、参与的人员及经费的要求较高。大规模 RCT 需要的时间长、参与的人员多、研究经费较大，开展实施相对较困难。②RCT 试验并不能解决临床所有的问题，有些临床研究并不适合采用 RCT。例如，创伤性大、病情严重、病死风险高的外科手术。临床上一些罕见疾病的疗效也不适合使用 RCT 来验证各种疗法的效果，因为病例的来源有限。

三、RCT 的用途

1948 年《英国医学杂志》刊登了由英国医学研究委员会组织开展的世界上第一个临床随机对照试验的"链霉素治疗肺结核的随机对照试验"，由英国统计学家希尔（Hill）评估了链霉素治疗肺结核的疗效。该试验确立了对照、随机分组、盲法等随机对照试验的基本原则。到了 20 世纪中叶，医学确立了评估和比较不同干预措施效果最可靠的方法，这就是 RCT。20 世纪 60 年代欧洲各国发生了震惊医学界的反应停药害事件，该事件促使各国新药管理部门对药物临床试验的高度重视，并逐步完善了新药研发、临床试验研究的管理规范。

优质的 RCT 可为系统评价与 meta 分析、临床指南的制定提供高质量的证据。20 世纪 70 年代英国内科医生、临床流行学家科克伦（Cochrane）在其著作《疗效与效益》中提出"由于资源有限，因此应该使用已被证明有明显效果的医疗保健措施"，并提倡 RCT 和系统评价研究的开展。他看到了 RCT 研究证据对临床实践的巨大的潜在意义和价值，尖锐地指出了整个医学界对这些研究成果的忽视，从而唤起了社会对系统总结、传播和利用临床研究证据的极大重视。Cochrane 等根据妊娠与分娩的 RCT 结果撰写的系统评价，肯定了糖皮质激素治疗对有早产倾向的孕妇有效，仅此一举减少了欧洲新生儿死亡率的 30%~50%，从而成为 RCT 和系统评价方面的一个真正里程碑，并指出其他专业也应遵循这种方法。

近 20 年我国在期刊上发表了超过 500 部指南，涵盖了临床预防、诊疗和预后的各个方面，这些指南的实施为提高我国卫生保健质量起到了重要的促进作用。但由于缺乏高质量的原始研究证据，中文发表的系统评价质量良莠不齐，这直接影响了临床指南的质量。而优质的 RCT 设计和专业的证据评估团队可实施高质量的系统评价。1996 年临床试验报告规范（consolidated standards of reporting trials，CONSORT）小组首次提出了针对 RCT 的报告规范，并于 2010 年更新。RCT 报告规范的出台为后续规范系统评价、观察性研究、诊断性试验、病例报告及动物实验等研究类型的报告树立了典范。政府主管部门不仅应该制定相关政策、提供专项基金支持制定循证指南，而且应加大对临床研究和系统评价的投入与支持，从制定方法和证据来源两个层面提高指南的治疗质量。

第二节 研究设计与实施

一、基 本 要 素

RCT 主要用于对医学干预措施的评估，其研究目的主要包括两方面：一是对干预措施本身的有效性和安全性进行评估；二是与其他措施比较，评估该措施的优劣性。通常采用 PICOS 的原则构建临床上的主要研究问题。

1. 患者或疾病（patients/problems） 代表"P"，即所要研究的疾病或者针对的患者人群。RCT 要用"金标准"诊断病例，同时应制定严格的纳入标准和排除标准来确定研究对象。用来制定纳入和排除标准的因素包括：疾病的严重程度，有无并发症和伴发症，患者的年龄、性别和居住区域，病程长短和既往治疗史。值得注意的是，制定合适的标准，既要保证科学性，又要有可行性，尤其是对于一些罕见病或者因纳入标准严格而患者来源比较困难时，研究者应权衡利弊。例如，国际上有关神经保护剂对脑卒中效果的临床试验中，就遇到这一问题。根据前期动物实验表明，缺血 6 小时后给予神经保护剂无明显效果；初期临床试验也证实，缺血症状出现 3 小时内，该药有保护作用，但确切的时间窗并不明确。而实际上发病能在 3 小时内到达医院的患者寥寥无几，因此该研究所选病例的范围可适当放宽，否则研究难以进行。

2. 干预措施（intervention） 代表"I"，确定干预措施的类型，包括药物治疗、手术治疗等。研究中应将干预措施做详细的说明，一般来说需要介绍干预措施的基本性质、干预措施的强度、干预措施的实施方法及实施时机等。例如，药物的通用名、生产商、批号等；若使用安慰剂，应注明制备方法、材料与剂量、外观等。对于药物的使用方法，应包括疗程、给药剂量、给药途径、每日用药次数、间隔时间与疗程等。

3. 比较干预（comparison） 代表"C"，明确是否存在两种干预措施的比较。

4. 临床结局（clinical outcome） 代表"O"，确定要观察的临床结局事件。应选择灵敏度高、特异度高、重复性好的观察指标，此时可选择国际或全国性会议制定的指标，或权威性文献使用的指标。

5. 研究类型（study） 代表"S"，确定是研究疾病发生原因、诊断，还是治疗或预后。例如，与无治疗相比，辛伐他汀是否可以在血脂中度偏高的心血管病高危男性人群中降低心血管病的五年发病和死亡的风险。这个临床问题中 P 就是血脂中度偏高的心血管高危男性人群；I 是采用辛伐他汀治疗；C 是与无治疗的人群比较；O 是降低心血管的五年发病和死亡风险；S 是研究临床治疗。

二、基 本 原 则

（一）对照

设立对照是临床试验的重要原则，若不设立对照，干预措施的临床效应不能得到客观评价。RCT 中的对照组是指采取对照措施的研究对象，是相对于试验组而言的。为实现试验组和对照组的均衡、可比，符合条件的研究对象依据随机的原则进行分组。主要包括以下几种形式。

1. 标准对照（standard control）　用现有的标准值或正常值作对照。多用于临床试验中不便于使用空白对照的情况，例如，欲观察某降压药治疗原发性高血压的效果，可采用常规降压药的疗效作为对照。

2. 空白对照（blank control）　对照组不施加任何干预措施，仅对他们进行观察、记录并将他们与试验组的临床效应进行比较。但以患者为研究对象的临床试验中设置空白对照不大可行，至少空白对照不能用于急、重症患者，仅用于病情轻且平稳的患者。给对照组施加安慰剂（placebo）亦可视为空白对照的一种特殊形式，目的在于防止对照组与试验组患者由于接受不同的处理而产生的心理作用对结果的影响。

3. 安慰剂对照（placebo control）　安慰剂是一种不含药物有效成分的制剂。将安慰剂作为对照组处理措施，称为安慰剂对照。安慰剂不具有药理活性，但其形状、颜色、味道、包装等均与试验组采用的药物相同。安慰剂对照主要目的是消除心理暗示作用，避免临床疗效评价时因主观因素影响带来的测量偏倚。安慰剂对照主要用于病情轻、稳定，或目前没有有效治疗措施的疾病，安慰剂的使用需遵循一定的原则。

4. 自身前后对照（self-control）　将研究对象自身的病程分为前后两个阶段，分别给予不同的研究因素，比较其效果（也可以是一种研究因素与安慰剂相比较）。优点是消除了个体差异，可比性好，节省样本含量，每个患者都能得到治疗，但这种方法仅适用于病情稳定的慢性病。前后两个阶段之间应有一个洗脱期（washing out period），以使前一阶段的效应对后一阶段没有影响。洗脱期的长短取决于前一阶段的处理措施，若为药物，则至少需要该药物 5 个半衰期的时间。

5. 交叉对照（cross-over design control）　两组研究对象分两个时间段进行临床试验，第一阶段其中一组研究对象采用 A 干预措施，间隔洗脱期后第二阶段采用 B 干预措施；另一组研究对象在第一阶段采用 B 干预措施，间隔洗脱期后第二阶段采用 A 干预措施，这样的设计方案称交叉对照。交叉对照设计确保每个研究对象都接受到两种干预措施，消除个体差异，同时避免因为试验前后顺序对研究结果的影响。这实际上是自身对照的扩展形式，因此其优点和适用范围与自身对照相同。

6. 历史对照（historical control）　不专门设立对照组而是将本次试验结果与过去相关研究结果进行比较。属于非随机，非同期对照。例如，如果现在有一种药物确实能治愈肺癌，那么过去无数肺癌患者因医治无效而死亡的事实，就成为这种药物效果的对照。当然，历史对照是非随机分组的非同期对照，仅仅适用于非研究因素对研究效应影响较小的情况。

（二）随机化

随机原则是指临床试验中将纳入的研究对象按照一定的随机分组方案分配到试验组和对照组。随机化分组方案应该在研究开始之前确定。常用的随机分组方法如下：

1. 简单随机化（simple randomization）**分组** 简单随机化是最简单易行的一种随机分组方法。随机分组可以采用抽签、掷骰子、掷硬币等方法，更科学、更可靠的是采用随机数字对研究对象分组，不要求各组例数相同。分组步骤为：

（1）编号：将 N 个研究对象从 1 到 N 编号。患者可按就诊顺序编号。

（2）取随机数：随机数可从计算机、计数器上产生。如果从随机数字表上读取，要从随机数字表上任意一个数开始，沿任一方向按顺序给每个研究对象抄写一个随机数。一般要求抄取随机数的位数与 N 的位数相同。

（3）分组：例如，按二位随机数分两组时，可规定随机数 00～49 为第 1 组，50～99 为第 2 组；分 3 组时 01～33 为第 1 组，34～66 为第 2 组，67～99 为第 3 组，余类推。同理，分两组时，亦可按随机数的奇、偶数决定组别。

2. 分层随机化（stratified randomization）**分组** 按照研究对象的不同特征进行分层，通常是针对可能影响疗效的因素进行分层，如按年龄、性别、病情严重程度等分层，在每一层内再进行简单随机化分组。确定分层因素需要把握以下原则：

第一，选择以本次试验的非研究因素，但与所研究疾病或其并发症有关的危险因素作为分层的依据，将研究对象分为若干层后，在每一层内再随机分配研究对象至不同组内。这样，就可保证各组非研究因素的均衡一致，提高各组的可比性。例如，研究抗心律失常药物对慢性心房颤动复律后维持治疗的效果，则应以病因、心胸比例、房颤病程长短分层后再进行随机分配，因为这三个因素与慢性心房颤动患者的预后密切相关，这种分组方法使得上述三个因素在各组间保持平衡而真实地反映研究因素（某抗心律失常药）的效应。

第二，分层不宜过多，尽量将分层因素控制到最低限度。分层随机化分组的目的是使试验组和对照组具有相同的分布特点和影响预后的因素。样本量大的临床试验结果通过简单随机化可以保证试验组和对照组的可比性，则不需要进行分层随机化，而中小样本的临床试验，如有明确影响疾病结局的因素最好采用分层随机化分组。

3. 整群随机化（cluster randomization）**分组** 在临床试验中，有时不宜采取个体随机化的方式，可以按一个社区、一个家庭、一个班级、一个小组作为随机化分组的单位。如在幼儿园开展龋病预防措施的临床试验，可以幼儿园的班级为单位进行随机化分组，避免一个班级内有使用干预措施和不使用干预措施的研究对象，确保依从性。

4. 配对随机化（pair-match randomization）**分组** 先将研究对象中条件相近者配成对子，再把每个对子的对象随机分配至两组。分配方法可用每个对子随机数的奇偶来决定该对子中何者分到试验组，何者分到对照组。

5. 区组随机化（block randomization）**分组** 区组由若干特征相似的研究对象组成，区组随机分组是指要用随机的方法分配每个区组内的研究对象至各个不同的组别，保证这些对象分至各组的概率相同。区组随机分组是配对随机化分组的扩大。例如，欲比较 A, B, C 三种方法治疗乙型脑炎的疗效，以研究对象入院时间作为配比因素，将入院时间相邻的三位患者作为一个区组，试随机分配各区组对象至三个组中。我们可以从计算器中产生随机数字，每个研究对象取一个 2 位随机数，每一区组内研究对象按随机数字大小（比如从小到大）分别排序，序号1、2、3 分别对应三种不同的干预措施 A、B、C。各区组的随机排列结果见表4-1。

表 4-1　N 个区组随机化排列结果

区组	随机数			随机数序号			随机排列结果		
	患者 1	患者 2	患者 3	患者 1	患者 2	患者 3	患者 1	患者 2	患者 3
1	03	32	39	1	2	3	A	B	C
2	02	39	13	1	3	2	A	C	B
3	97	84	25	3	2	1	C	B	A
4	99	93	54	3	2	1	C	B	A
5	15	22	68	1	2	3	A	B	C
……	……	……	……	……	……	……	……	……	……
N	15	68	60	1	3	2	A	C	B

区组随机化也可以依据受试者进入研究的时间先后顺序，将其分成内含相等例数的若干区组，而后每个区组内受试者按一定的随机原则被分配至试验组或对照组。例如，拟将 24 名研究对象按区组随机分配至试验（甲）组、对照（乙）组。具体步骤为：

（1）令每一区组含 4 名受试者，则有下列六种排列方式：
①甲甲乙乙。
②甲乙甲乙。
③甲乙乙甲。
④乙乙甲甲。
⑤乙甲甲乙。
⑥乙甲乙甲。

（2）查随机数字表获得上述①～⑥组对应的数字的随机顺序，假定获得的随机顺序为 5，4，2，3，1，6，则最早进入研究的 4 名研究对象按 6 种分组方式中的第⑤种分组方式被分配至试验组、对照组，即为乙甲甲乙。

区组随机化有利于保持组间研究对象的例数均等；有利于保持组间的可比性。区组随机化的缺点是若该临床试验未采用双盲或三盲方法，同时研究者知道每个区组样本大小，则很容易知道每一区组最后一名研究对象的分组。

（三）盲法

盲法（blind method），指研究对象和（或）临床效应的评估者和（或）临床试验数据分析者，不清楚研究对象的分组情况。盲法是为了避免临床试验过程中研究对象、临床效应评估者、数据分析者因为知道分组情况而在疗效评估过程中带来的偏倚。临床试验设计中可以采用不同等级的盲法，具体分为单盲、双盲和三盲。

1. 单盲（single blind）　是指研究对象不知道自己被分在哪个组，可以避免研究对象因为知道被分在哪个组，在临床疗效反馈时因主观因素造成的信息偏倚。单盲的优点是简单，可操作性强，但是不能排除来自研究对象以外的参与研究人员因为知道分组情况而产生的因主观因素对研究结果的影响。

2. 双盲（double blind）　是指研究对象和临床效应的评估者均不知道分组情况，不知道研究对象被分到哪个组，接受什么样的措施。RCT 常采取双盲。采用双盲实验需要有严格的管理制度，确保盲法的有效性。需要有专门的人对盲法的实施进行监管，他们保存盲法设计的方案、药物编码资料并对这些资料实施严格保密，试验结束并完成数据分析后，才能"揭盲"。双盲的优点是可以有效避免受试对象和临床效应的评估者的主观因素对试验结果的影响。缺点是，管理严格，缺乏灵活性，双盲实验要求各组药物在外观形状、大小、颜色，给药途径、给药次数上保持一致，故在有些试验中受限制；此外盲法试验不宜在危重患者中使用。

3. 三盲（triple blind）　研究对象、临床效应的评估者和资料分析者均不清楚具体分组情况，只有临床试验的设计者知晓分组情况。三盲可以避免双盲法在资料分析阶段，资料分析者因为知道分组情况带来的偏倚。三盲的优点是使临床试验过程中的偏倚控制在最低程度，使临床效果评估更接近客观情况。缺点是设计复杂，按计划执行时难度大。

采用盲法的临床试验研究结果可分次揭盲。第一次揭盲：试验中止，数据录入锁定后，公布分组情况；第二次揭盲：数据分析完成，总结报告形成后，公布各组接受的措施。

与盲法试验对应的是非盲法试验，又称开放试验（open trial），即研究对象和研究者均知道分组情况及各组接受的措施。开放试验适用于一些无法实现盲法的试验，如比较手术治疗与保守治疗某种疾病疗效的临床试验。

（四）分组隐匿

在进行随机分组时，如果审核患者入选条件的研究人员知道下一个患者的治疗方案时（即随机数字对应的方案），研究人员可能会根据该患者的临床特征和自己对不同治疗方案的期许和好恶，人为地决定入选或排除该患者，患者也会因此人为地决定是否参与研究，从而使随机化分组形同虚设，无法控制选择偏倚。

分组隐匿是为了避免上述问题的发生而采取的质控方法，实施分组隐匿的关键是负责随机化分组的人员不参与研究对象的纳入和排除以及后续的试验过程。研究表明，与采用隐匿分组的 RCT 比较，没有采用隐匿分组的 RCT 会高估疗效达 40%。随机分组联合分组隐匿，才能实现真正意义上的随机化分组。否则，随机分组可能就变成了随意分组。

分组隐匿不同于盲法：分组隐匿意在防止选择性偏倚，在研究对象分配前保密分配方案，而且大多都能成功地执行；而盲法旨在防止实施偏倚和测量偏倚。在以安慰剂为对照的 RCT 中，分组隐匿和盲法将成为不可分割的两个环节。因此，在进行随机分组时，必须注意以下四个原则：①随机数字的分配必须在确定纳入一个患者以后才能进行；②随机分配方案必须隐匿；③一个患者的随机数字分配必须一次完成，一旦确定绝对不能更换；④一个患者的分组时间应尽可能接近其治疗开始的时间。

三、样本量计算与相关统计学分析

（一）样本量估算的原则

样本量估算，是为满足统计检验的准确性和可靠性计算出的所需样本量，是RCT 设计中极其重要的环节，关系到研究结论的准确性、可重复性，以及研究效率的高低。样本量估计也是成本-效果和检验效能的权衡过程。临床试验的样本量必须足够大，以可靠地回答研究假设所提出的相关问题，同时又不至于太大而造成浪费。因此，估算样本含量时应参考如下原则：

（1）RCT 中干预因素有效率越高，样本量需求相对少些，反之样本量要多些。

（2）RCT 设计要求的精确度越高，样本量需要的就越多，反之就越少。

（3）第 I 类错误水平（α），一般取 0.05 或 0.01。α 取值越小，所估算的样本量越大。

（4）第 II 类错误水平（β），一般取值为 0.2、0.1 或 0.05。$1-\beta$ 称为把握度。β 取值越小，估算的样本量越大。

（二）统计学分析与样本量估算

临床试验疗效的评价指标可以分为两类：定性指标与定量指标。定性指标，如死亡与存活、阳性与阴性、正常与异常，常用的指标有发病率、治愈率、有效率、好转率等，定性指标可用 χ^2 检验进行基本的统计学检验；定量指标是指通过测量获得的具有连续数值的指标，如测定的血压值、血糖值、血清酶检测值等，可用试验前后指标数据的差异表示。定量指标可用 t 检验或方差分析进行基本的统计学检验。RCT 设计的临床疗效评估的指标有多个，样本量估算时需要选择其中最重要的指标用于样本量估算。生存资料的比较可通过卡普兰-迈耶（Kaplan-Meier）分析及对数秩（log-rank）检验实现。影响临床疗效的因素分析可采用 logistic 回归分析和 Cox 回归分析实现。

根据临床试验目的和临床效应的测量指标不同，样本量的估算方法有所区别。临床试验中有三种比较类型，即优效性（superiority trial）、非劣效性（non-inferiority trial）和等效性（equivalence trial）试验，以评价疗效差别。

1. 优效性试验　优效性试验的目的是验证试验组干预措施与对照措施之间的临床效应是否存在差异，通常期望验证试验措施优于对照措施，如验证一种新药的疗效优于传统药物或安慰剂。优效性试验分为两种情形，一种仅仅从统计学角度考虑的优效性，只需证明试验组效果优于对照组即可；另一种是从临床角度考虑，需要证明试验组效果比对照组好到一定程度，才能认为试验组优于对照组。一般以安慰剂作为对照的试验尤其应当做优效性试验。有时，设计方案为所有受试者在接受标准疗法的基础上，试验组加用试验药物，对照组加用模拟试验药物的安慰剂。这种试验称为加载试验（add-on trial），也应当做优效性检验。

（1）定量指标：假定优效性检验的检验水准为 α，允许犯 II 类错误的概率不超过 β，已知两组总体合并标准差为 σ，试验组例数与总例数比值为 κ，在安慰剂对照试验中，允许误差为试验组与安慰剂组之间有临床意义的疗效差异值（Δ），在阳性对照试验中，允许误差为试验组和阳性对照组的疗效的差异值（ε）。可用以下公式来估计试验所需样本量。

$$n = \left(\frac{1}{\kappa} + \frac{1}{1-\kappa} \right) \left[\frac{(Z_\alpha + Z_\beta)\sigma}{\varepsilon} \right]^2 \quad \text{（阳性对照）} \tag{4-1}$$

$$n = \left[\frac{(Z_\alpha + Z_\beta)\sigma}{\Delta} \right]^2 \left(\frac{1}{\kappa} + \frac{1}{1-\kappa} \right) \quad \text{（安慰剂对照）} \tag{4-2}$$

也可通过样本量估算软件 PASS（Power Analysis & Sample Size）计算样本量：选择"Means"模块，而后依次选择"Two Independent Means"→"T-test（Inequality）"→"Two-Sample T-Tests Assuming Equal Variance"实现。

（2）二分类指标：假定优效性检验的检验水准为 α，允许犯 II 类错误的概率不超过 β，已知试验组的总体率为 π_1，对照组的总体率为 π_2，两组的合并率为 $\pi_C = \kappa\pi_1 + (1-\kappa)\pi_2$，$\kappa$ 为试验组例数与总例数的比值。用以下公式估计优效性试验的样本量。

$$n = \left[\frac{Z_\alpha \sqrt{\pi_C(1-\pi_C)\left(\frac{1}{\kappa} + \frac{1}{1-\kappa} \right)} + Z_\beta \sqrt{\frac{\pi_1(1-\pi_1)}{\kappa} + \frac{\pi_2(1-\pi_2)}{1-\kappa}}}{\varepsilon} \right]^2 \quad \text{（阳性对照）} \tag{4-3}$$

$$n = \left[\frac{Z_\alpha \sqrt{\pi_C(1-\pi_C)\left(\frac{1}{\kappa} + \frac{1}{1-\kappa} \right)} + Z_\beta \sqrt{\frac{\pi_1(1-\pi_1)}{\kappa} + \frac{\pi_2(1-\pi_2)}{1-\kappa}}}{\Delta} \right]^2 \quad \text{（安慰剂对照）} \tag{4-4}$$

也可通过 PASS 软件估计样本量：选择"Proportions"模块，而后依次选择"Two Independent Proportions"→"Test（Inequality）"→"Tests for two Proportions"实现。

（3）生存资料：例如，为了评价某靶向药物治疗晚期胃癌的疗效，拟采用安慰剂对照的优效性试验，评价的主要疗效指标为患者的总生存期（OS）。假设安慰剂组的 OS 为 2.5 个月，试验组的 OS 为 4.5 个月，$\alpha=0.05$（单侧），$\beta=0.10$，计划招募病例事件为 12 个月，随访时间为 12 个月，两组例数之比为 1:1。由此估计所需样本量的 PASS 操作为，选择"Survival"模块，依次选择"Two survival curves"→"Test（Inequality）"→"Logrank Tests"实现，结果见图 4-2、图 4-3。

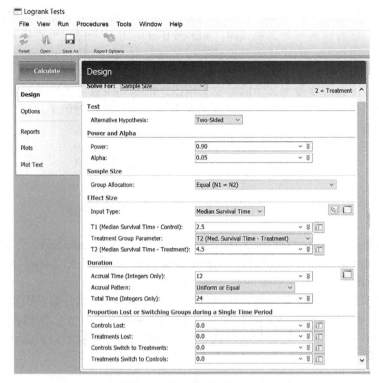

图 4-2　优效性试验生存资料样本量估计参数设置

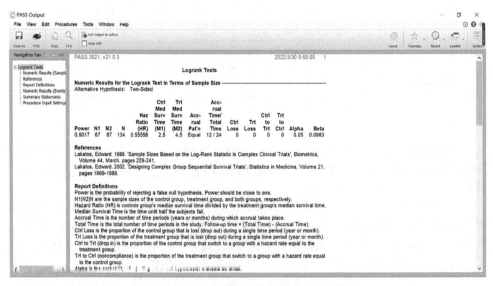

图 4-3　优效性试验生存资料样本量估计结果

2. 非劣效性试验　用来判断试验因素的作用不比对照差。如果一种新药具有成本低，毒性小等特点，即使其有效性可能会比阳性对照药差一些，但若能证明它在允许的范围内疗效不低于阳性对照药，即"非劣效"，也是可以推广应用的。至于试验药物比阳性对照药的差距在多大程度以内就可以认为"非劣效"，这个标准就是非劣效界值，用 δ 表示。δ 的取值大小一般由临床专家来确定。δ 取值应该适当，太大有可能夸大试验因素的作用，太小则可能会埋没一些本可推广使用的药物。在伦理条件允许的情况下，可采用含有试验药物、阳性对照药物以及安慰剂的三臂（three-arm）试验设计，即在检验阳性对照药物相对于安慰剂有效性的基础上，检验试验药物相对于阳性对照药物的非劣效性。这种设计不但保证了试验的灵敏度，即具有鉴别试验药物是否真正有效的能力，同时不需要两组非劣效性检验恒定假设的条件。

非劣效试验的样本量估计可通过 PASS 软件实现。以计数资料为例，某研究者拟探索一款新研发的人工关节的临床疗效。试验采用非劣效性设计，以目前临床应用最多的一款人工关节作为对照。主要疗效指标为两年的治疗成功率。预期试验组和对照组的两年治疗成功率为90%，假设非劣效界值为5%，两组例数之比为 $1:1$，$\alpha=0.025$（单侧），$\beta=0.10$。估计所需样本量的 PASS 操作步骤：选择"Proportions"模块，然后依次选择"Two Independent Proportions"→"Non Inferiority"→"Non Inferiority Tests for Difference Between Two Proportions"，结果见图4-4、图4-5。

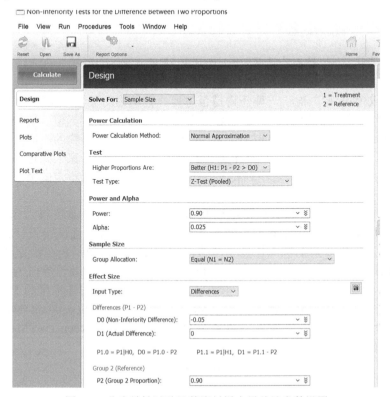

图4-4　非劣效性试验计数资料样本量估计参数设置

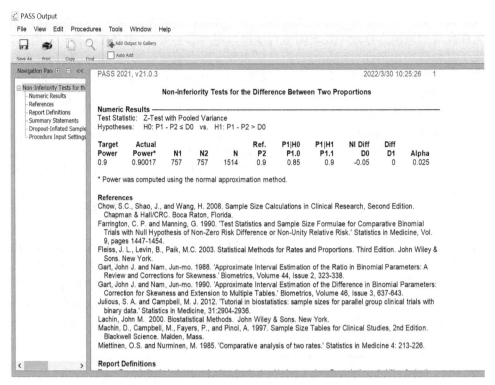

图 4-5　非劣效性试验计数资料样本量估计结果

3. 等效性试验　检验一种药物是否与另一种药物的疗效"相等"（实际为相差不超过一个指定的数值 δ），称为等效性试验，δ 为等效性界值。等效性试验常用于不同的有效治疗措施之间的比较，也可以用于同一种药物的不同给药途径的疗效比较。等效性界值是具有临床意义的数值，应由临床专家来确定。如果设定的 δ 较大，可能会将疗效达不到要求的药物推向市场；如果设定的 δ 较小，则可能会埋没一些本可能推广使用的药物。

等效性试验的样本量估计可通过 PASS 软件实现。以计量资料为例，某研究者欲证实某仿制药的降压效果与原研药相等，可采用等效性试验设计，主要的疗效指标为用药 4 周后收缩压的下降值。假设原研药与仿制药在治疗 4 周后收缩压平均降低 15mmHg，标准差为 7mmHg，临床认可的等效性界值为 2mmHg，两组例数之比为 1∶1，$\alpha=0.025$（单侧），$\beta=0.10$。估计所需样本量的 PASS 操作步骤为：选择"Means"模块，然后依次选择"Two Independent Means"→"Equivalence"→"Equivalence Tests for the Difference Between Two Means"，结果见图 4-6、图 4-7。

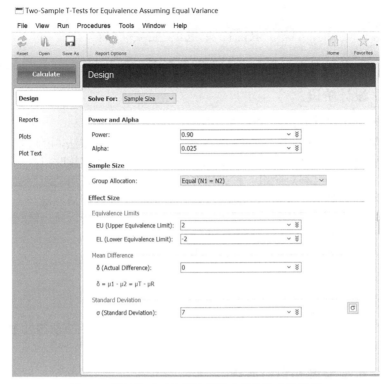

图 4-6 等效性试验计量资料样本量估计参数设置

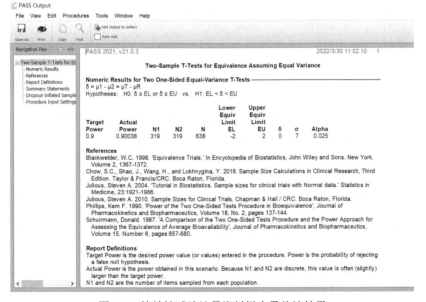

图 4-7 等效性试验计量资料样本量估计结果

四、RCT 实施的主要步骤

在重点考虑 RCT 实施的基本原则和基本要素后，RCT 主要实施步骤如下：

（一）设计阶段

（1）明确研究目的，PICOS 确定临床问题。

（2）制定患者诊断标准、纳入和排除标准以及患者招募方法，由此确定受试者。

（3）确定干预措施，明确干预措施强度、实施方法和实施时机。

（4）设立试验组和对照组，根据研究目的确定对照组采用的对照类型。

（5）确定主要和次要临床结局事件、观察检测指标及评估方法。

（6）确定随访时间和随访间隔，制定随访人员培训手册，统一随访标准。

（7）估计样本量。

（8）上述方案报伦理委员会审批，患者签署知情同意书。

（二）实施阶段

（1）结合分组隐匿方法进行随机化分组。

（2）施加干预措施，随访，同时做好质量控制措施（采用盲法等）、控制偏倚，提高受试者依从性，降低失访率。

（三）资料整理和分析阶段

（1）原始资料整理、核查、核对；数据录入建库。

（2）资料分析（包括期中分析、亚组分析等）；评估干预措施的安全性和有效性。

（3）揭盲，撰写研究报告（或论文）。

有证据表明，RCT 的报告质量不是最佳的。缺乏透明的报告会阻碍读者判断试验结果的可靠性和有效性，阻止研究人员提取信息进行系统评价，并导致研究浪费。为此国际上制定了《临床试验报告规范》（*Consolidated Standards of Reporting Trials*，CONSORT），以改善 RCT 的报告质量。研究者可按照 CONSORT 项目核查清单（表 4-2）逐一检查，CONSORT 还建议发表文章时使用规范的流程图（图 4-8）。针对已经发表的文章，除了可以使用 CONSORT 声明项目核查清单来逐项评估临床试验论文质量、JADA 评分标准评分外，也可以从以下六个主要方面来描述、评价临床试验的整体情况。

1. 选题是否有意义　包括临床试验选题的背景；临床试验的理论依据；临床试验的目的及意义如何。

2. 临床试验类型　包括具体实施的临床试验类型、实施方案及可行性如何，是否采用随机、盲法，采取何种对照形式，是否采用分组隐匿等。

3. 临床试验的研究对象　包括研究对象的诊断标准、纳入标准和排除标准，研究对象的来源、研究实施场所，研究对象的代表性如何，实验组与对照组研究对象的可比性如何。

4. 样本量及统计学方法　是否介绍了样本量计算方法和依据，理论样本量与实际参加临床试验的样本量、参加分析的样本数等，统计学方法是否恰当等。

5. 临床试验的研究内容及组织实施　包括临床试验的分组是否科学，临床试验的观察指标是否合适，测量方法是否可靠，临床试验的组织、实施步骤是否描述清楚，临床试验过程的偏倚、混杂及有无相关的控制措施等。

6. 临床试验的结果　临床试验的结果表述方式（参见图 4-8、表 4-2）是否规范；是否报告所有临床效应，包括主要效应、次要效应及不良反应等；研究结果的解释是否合理等，是否同时考虑到统计学差异与临床医疗实践意义；临床试验结果的外延性如何、局限性如何等。

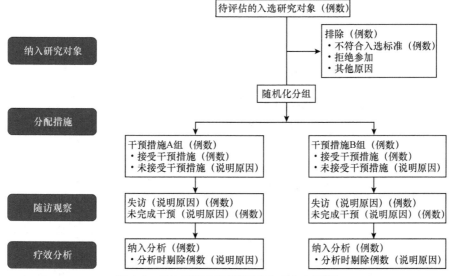

图 4-8　CONSORT 规范流程图（2010 年版）

表 4-2　CONSORT 声明项目核查清单（2010 年版）

段落/标题	条目号	核查单条目
题目和摘要		
	1a	文章题目中能确认是随机化分组的试验
	1b	结构化的摘要包括试验设计、方法、结果和结论
引言		
背景	2a	科学背景和原理的解释
目的	2b	特定的目的或假设
方法		
试验设计	3a	描述试验设计（如平行设计、析因设计），包括分组比例
	3b	描述试验开始后试验方法上的重要改变及理由（如纳入标准）
受试者	4a	参加者的纳入标准
	4b	资料收集的场所和地点

续表

段落/标题	条目号	核查单条目
干预	5	每组干预措施的详尽情况，包括具体实施的方式和实施时间
结局	6a	完整地定义事先确定的主要指标和次要指标，包括评估的方法和时间
	6b	描述试验开始后结局指标的任何改变及理由
样本量	7a	描述样本量是如何确定的
	7b	任何的中期分析都应给予解释，并给出终止试验的指导原则
随机化		
顺序的产生	8a	描述用于产生随机分配顺序的方法
	8b	随机化类型，包括任何限定细节（如区组化和区组长度）
分组隐匿	9	用于实施随机分配顺序的方法，描述分配顺序在研究对象被实施分组接受干预之前所采取的隐藏措施（如随机分配顺序的保管者）
实施	10	谁负责产生随机分配顺序，谁负责纳入研究对象，谁负责将研究对象分配至不同干预措施组
盲法	11a	如果采用盲法，描述盲法类型及如何确保盲法的实现
	11b	若干预措施间有相关，描述干预的相似性
统计学方法	12a	用于比较各组间主要和次要结局的统计学方法
	12b	额外分析方法，如亚组间分析和校正分析方法
结果		
受试者流程	13a	每组被随机分配、接受预期治疗及被纳入分析主要结局的人数
	13b	随机化分组后，每组丢失和剔除的人数及理由
招募	14a	明确招募的日期（期限）和随访观察的时间
	14b	解释试验为什么结束或暂停
基线资料	15	用表格显示各组基线人口统计学资料和临床特征
分析的人数	16	每次分析纳入到各组的研究对象的例数（分母），这些研究对象是否按最初的分组方案来的分组
结局和估计	17a	估计各组每一个主要和次要结局结果的效应大小及其精度（如95%可信区间）
	17b	对两分类的结局，推荐同时描述绝对效应和相对效应的大小
辅助分析	18	任何其他分析的结果报告（包括亚组分析、校正分析）需要区分哪些是预定的特殊分析，哪些是探索性的分析
伤害	19	报告每组发生的所有重要的伤害或非预期的效应
讨论		
局限性	20	试验的局限性，说明潜在偏倚、不够准确的来源，可能还有分析的多样性
可推广性	21	试验结果的可推广性（外部有效性、适用性）
解释	22	给出的解释与结果一致，权衡利弊，考虑其他的相关证据
其他信息		
注册	23	试验的注册号和注册名称
方案	24	如果需要，在哪里可以获取完整的试验方案
资助	25	试验资助的来源和其他支持（如药品供应），资助者的角色

第三节 随机对照试验设计的拓展

一、药物临床试验

国家市场监督管理总局发布的《药物临床试验质量管理规范》中定义的临床试验，是以人体（患者或健康受试者）为对象的试验、研究，旨在发现或验证某种试验药物的临床医学、药理学、其他药效作用、不良反应，或者试验药物的吸收、分布、代谢和排泄，以确定药物的疗效与安全性的系统性试验。

新药先经过前期实验室的药理学、药代动力学、药效学等检测，再经过动物实验毒理学检测验证安全有效后，向相关部门申报，获批后可进行各期临床试验。新药的临床试验通常分为四期：

Ⅰ期临床试验：为初步的临床药理学及人体安全性评价试验。可招募10～30例志愿者进行评价，观察人体对药物的耐受程度和药物代谢动力学，确定安全剂量范围，观察药物的副作用等，为制定给药方案提供依据。

Ⅱ期临床试验：该阶段为治疗作用初步评价阶段。招募100～300名研究对象，根据具体的研究目的采用包括RCT在内的多种形式，初步评估药物的有效性、适应证和不良反应，推荐临床用药剂量。

Ⅲ期临床试验：该阶段为治疗作用确证阶段。目的是进一步验证药物对目标适应证受试者的治疗作用和安全性，评价利益与风险的关系，最终为药品上市许可申请的审查提供充分的依据。一般可采用多中心的RCT设计，招募1000～3000名研究对象，进一步确定有效性、适应证，药物间的相互作用，监测副作用。

Ⅳ期临床试验：该阶段为新药上市后应用研究阶段。目的是考察广泛使用条件下药物的有效性和安全性，评价普通或特殊人群中使用的利益与风险关系以及改进给药剂量，监测观察药物新的适应证、药物间的相互作用及疗效，并观察药物的远期或罕见的不良反应。一般采用开放试验或队列研究。

可见，药物临床试验主要是针对新药审批上市的流程出发提出的概念，主要指新药审批上市所需要进行的各类实验过程和流程，它涵盖了包括RCT在内的多种临床实验设计。而本章篇头所介绍的RCT，主要是从流行病学研究设计的角度提出的，是一种证据级别较高的研究设计。

二、交 叉 试 验

交叉试验（cross over trial）是指研究对象在整个试验过程中的两个阶段通过相互交叉，先后接受两种不同的干预措施，最后评估两种措施的临床效应的临床试验设计。整个研究分两个阶段进行，第一阶段所有的研究对象随机分成试验组接受A措施和对照组接受B措施，随访观察两组的疗效（图4-9）。第一阶段结束后间隔药物的"洗脱期"，研究对象的分组与第一阶段的相同，而将这两组在第一阶段接受的干预措施互换，随访观察两组的疗效。当试验结束后，将两个阶段的临床疗效结果进行综合评估。交叉设计的临床试验，可以实现试验措施和对照措施的疗效比较，还可实现同一研究对象的自身前后对照，从而节省样本量。

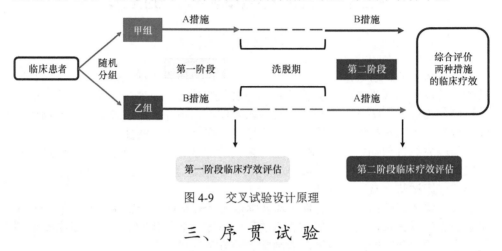

图 4-9 交叉试验设计原理

三、序贯试验

序贯试验（sequential trial）的基本设计原则是及时分析每一个受试者的疗效结果，即每例研究对象临床疗效判定后及时分析结果，一旦研究结果显示可以下结论时，就可以停止试验，是一种较快且较准确得到试验结果的一种临床试验方法。主要适用于观察单指标或至少可将多指标综合成单指标的临床试验，如用于改善心律、降低血压、解热镇痛等单项对症处理药物效果评价。

序贯试验的特点：研究对象陆续就诊，陆续参加试验，研究结果陆续分析；研究结果动态更新，及时下优劣性结论，可以避免用不够好的方法治疗过多的病例，如无效可以立即停止，若有效则及时推广；需要研究对象例数较少，一般可以减少 30%~50%，节省人力，物力，缩短研究周期。

序贯试验的缺点是仅适用于单一指标的临床试验，若开展某一干预措施的长期疗效或是进行多因素的研究，序贯试验则不能满足要求，除非将几个因素简化成一个综合指标或是将整个试验分解成几个序贯试验进行。

四、研究交互作用的试验

研究药物间的交互作用可以采用析因试验的设计。两种药物的析因设计称作 2×2 析因试验，该试验设置四个比较组，即 A 药、B 药、A 药和 B 药的联合用药（AB 组），既无 A 也无 B 的对照组（C 组）。各组的人员纳入应该通过随机化分配实现。

各组分别与 C 组进行比较，可以获得 3 个率差，分别是 RD_A、RD_B 和 RD_{AB}。RD_A 代表 A 药的单独作用，RD_B 代表 B 药的单独作用，RD_{AB} 代表 A 和 B 联合用药的作用。如果 $RD_{AB}=RD_A+RD_B$，说明 A 药和 B 药间无交互作用；如果 $RD_{AB}>RD_A+RD_B$，说明两药有相互加强的作用；如果 $RD_{AB}<RD_A+RD_B$，说明两药有相互削弱的作用。

五、开放性试验

开放性试验（open trial）就是完全没有使用盲法的随机对照试验。在遵照伦理原则的前提下，很多研究无法对医生甚至对患者使用盲法，例如，比较手术治疗和药物治疗效果的试验研究，某些晚期肿瘤患者不同治疗方式的比较。但是，在这些研究中，还是可以对收集资料及资料分析人员采用盲法。当然，与使用安慰对照时对资料收集者的盲法相比，这样的盲法属于有缺陷的盲法，因为治疗的分配很容易破译。但是，当干预效果十分明显时，或者干预的安慰作用比较小时，或者结局事件的测量人为误差很小时，此时虽然没有使用盲法，但引起的误差也相对比较小。开放性试验多用于药效的初期评估或者对十分明显的疗效的确认。

六、非随机分组的试验

非随机对照临床试验（non-randomized controlled trial，NRCT）是指将研究对象分到不同的处理组时不用随机化分组的方法，而采用一种预先确定的顺序的方法，如由临床医生实施随意分配，或按不同医院加以分组，或按患者的生日的单双数确定患者进入试验组或对照组。NRCT 设计模式与 RCT 比较唯一的差别在于没有采用随机化分组。

在科学的严谨性上，在控制混杂等偏倚的问题上，NRCT 与观察性队列研究无较大区别，但 NRCT 仍然具有其特殊的用途。首先，对于干预效果极其明显的措施，如骨折的正骨术，非随机的甚至无对照的研究也足以证明其效果。其次，医学干预措施是多种多样的，从单一的药物到医学筛查到卫生政策到医疗卫生体系，其宏观性和复杂性不断增加，用 RCT 评估效果的困难也随之增加。因此，最常见的 RCT 是药物的疗效研究，对于宏观的复杂的干预措施效果，如比较不同卫生政策的优劣，往往只能借助 NRCT。

七、无对照组的试验

在无对照的试验里，研究者对一组患者施加某种治疗，然后比较治疗前后的状况，从而对治疗效果或副作用进行判断。除非疗效十分明显（如白内障手术），否则无对照组的试验很难对是否存在疗效的问题作出明确的判断。无对照组的试验主要用于初期对药物剂型副作用的评估。

第四节 质量控制

RCT 中常常存在选择偏倚、信息偏倚和混杂等诸多因素的干扰，需要尽最大可能加以控制，以提高试验结果的准确性和可靠性。

一、选 择 偏 倚

选择偏倚（selection bias）是指在选取研究对象时，由于选取的方法不恰当，使入选的研究对象与未入选的研究对象在某些特征上存在差异造成的一种系统误差。选择偏倚的出现主要在研究设计阶段，常常是因为研究者从被研究的研究对象中按自己的意愿选择研究对象纳入研究或在对研究对象分组时按自己的主观意愿将研究对象分配到试验组或对照组。这样进行的 RCT 研究结果自然不能反映出真实性与代表性，从而使该研究结果失去价值。避免选择偏倚需要注意对研究对象的选择要具有代表性，在分组时遵循随机化分组等原则。

一般来讲，研究应当包括所有符合标准的患者。如果有许多符合标准的患者没有参加试验，则有理由怀疑该研究结果对所有研究病例的代表性。因此，在 RCT 的结果报告中，需说明参加试验的受试者占所有符合要求的总人数的比例。对于符合要求但未参加试验的患者应当说明未参加试验的原因，以此判断选择偏倚的大小。

二、测 量 偏 倚

测量偏倚（measurement bias）指在资料的观察、测量及收集过程中，在信息的准确性方面受到人为因素的影响获得的数值偏离了真实值。控制测量偏倚的主要措施包括实施盲法、统一评估指标、测量仪器的标化、资料收集人员的培训等。

三、混　　杂

混杂（confounding）是指由于研究中存在的某个或多个潜在的外部因素，夸大或掩盖了研究因素与研究结局之间的真实性，这些因素称为混杂。混杂因素本身是一个独立的既与研究因素有关又与研究结局有关的变量。混杂的控制可以在设计阶段，遵循随机化分组原则；或将混杂因素作为配比因素，使这些因素在试验组、对照组分布均衡；在资料分析阶段，对资料进行分层分析，采用多因素分析方法等。

四、干　　扰

干扰（co-intervention）是指试验组在接受研究的干预措施外，单独接受了有利于临床疗效增加的额外措施。干扰会扩大试验组和对照组之间的疗效差异，甚至会导致假阳性结果。

五、沾　　染

沾染（contamination）是指对照组在接受对照措施外，还接受了试验组特有的干预措施或接受了其他有利于增加临床疗效的额外措施。沾染会缩小试验组与对照组间疗效差异，甚至得出假阴性的结果。

临床试验过程中，沾染和干扰可以来自医生，也可以来自患者。有的患者治疗疾病心切，即使在住院期间也服用自己带的额外药物。因此在临床试验过程中需要做好宣传加强管理，避免沾染和干扰。

六、依 从 性

依从性（compliance）是指纳入的研究对象按照研究设计要求执行干预措施的程度。严格按要求接受干预措施，称为依从性好，反之则为依从性不好或不依从。导致依从性不好的原因包括：遗忘、误解干预措施的实施方法，不能耐受药物副作用，对干预措施有抵触情绪或因为生活、工作、经济等因素不能连续接受干预措施。

提高依从性需要研究对象及研究者的共同努力，临床试验开始前对准备纳入的研究对象需要遵循知情同意的原则，使研究对象能充分了解试验的目的、试验实施的要求、试验的利与弊，在患者充分理解的基础上给予合作。研究者需要增强责任感，加强临床试验管理的基础上改善服务态度和方法，减少患者的不依从性。如建立定期检查制度，定期了解研究对象按要求接受干预措施的情况，为保证研究质量，不依从率一般要求控制在10%范围内。

七、霍 桑 效 应

在医疗卫生领域中会存在这种现象，如某些研究对象因迷信有名望的医生和医疗单位，对干预措施产生一种正面的心理、生理效应；也有因为厌恶某医生或不信任某医疗单位而产生负面效应，像这些正在进行的研究对被研究者的影响称作霍桑效应（Hawthorne effect），尤其当被研究者知道研究工作的内容时，常常会影响他们的行为。该名称来源于怀特黑德（Whitehead）等人在美国伊利诺伊州霍桑西方发电厂的研究工作报告。

八、向均数回归

这是临床上见到的一种现象，即患者的一些极端的临床症状或体征，即使不进行治疗处理，在其后的连续测量中，这些指标也有趋向正常值的现象，称为向均数回归（regression to the mean）。例如，血压或某些生化指标，在初次检测时有些患者处于异常水平，然而在未干预或经过无效治疗复测该指标，可能有些恢复到正常水平。两次测试值（高或低）都在向着均数上下波动，这实际上可能属于生理性波动而非干预的结果，但有可能被研究者误认为治疗有效的假象。对该现象的控制，研究者可以采取对同一个体的有关测试指标在相同条件下，不同时间多次测定，取均值以排除干扰。

第五节　伦 理 问 题

一、RCT 与医学伦理

RCT 的研究对象是患者，需要对研究对象采取干预措施，涉及医学伦理问题，特别是临床试验中轻易地采用或推广那些未经毒性试验及"三致"试验（即致突变、致畸、致癌）的药物或疗法都是不人道的。在实验中应该严格遵循不使用增加患者痛苦或对健康有损害的药物与疗法的原则，并且研究者应将研究目的意义、方法，以及对受试者的权益、安全和健康的可能的影响告知研究对象甚至家属，在"知情同意"的情况下方可进行实验。广义地讲，研究设计的科学性也是伦理要求的一部分，因为任何对人体的研究都可能给研究对象带来或多或少的不便和伤害，而且消耗资源，任何不能获得可靠结果的低质量研究都是不符合伦理原则的。正如纽伦堡法典所指出的："研究"的道德辩护要求是科学上的有效性和人道主义。因此在开始人群实验前，临床试验的干预措施都必须有充分的科学依据，要求安全有效。一般应先做动物实验，初步验证此种实验方法合理、效果良好、无危害性。特别是设置对照时，必须以不损害受试者身心健康为前提。如安慰剂对照是常用的一种方法，这不是对研究对象的欺骗，而是真正负责任的做法。

二、基本伦理原则

以赫尔辛基宣言为基本精神，临床研究包括 RCT 在内应该遵照的伦理原则包括以下三个方面：

（一）尊重个人

尊重个人的原则至少包括两个伦理标准：①视每个人为自主的人。研究人员必须为受试者是否参加研究的决定提供必需的信息。不能强制或变相地强迫潜在的受试者参加临床研究；要给潜在的受试者充足的时间，以便他们可能获得各种资源的支持，从而做出是否参与研究的理性决定。②自主性差的人可能需要额外的保护。在理解力严重受限或者潜在的受试者不能做出知情选择时（如儿童、昏迷患者、痴呆患者等），需要有额外的保护措施。对没有完全行为能力的潜在受试者，应该给他们表达自己是否愿意参加研究意愿的机会，他们的意愿应该受到尊重。对于没有能力知情同意的人（如昏迷、痴呆、精神病等），只有直接受益超过风险时才能考虑允许其参加临床研究。

（二）受益

受益包括受试者本人的受益，未来类似患者可能的受益，知识增长的受益和社会的受益。不仅要尊重受试者的选择权，保护他们不受伤害，还要努力保护他们的健康福祉。例如，研究要获取血标本时，要尽量减少取血量，或利用临床检验后剩余的废弃血标本。在考虑受益时，有时个体利益和群体利益是矛盾的。例如，任何对人体的研究都可能给受试者带来或多或少的不便和伤害，从保护个人利益上讲，任何试验研究都是不符合伦理原则的。但是，为了人群和社会的整体利益，为了未来更多的患者的利益，进行科学研究是必要的，部分个人一时的损失是值得的。所以，一项好的试验研究必须兼顾集体和个体利益，寻找合理的平衡点，使得科学研究既得以进行，又充分保护研究对象的权益。

（三）公正

风险/受益比的伦理考虑引起了公正的问题，提出了谁承受参与研究的负担，谁受益，以及受试者选择的程序公正问题。在临床研究过程中应不断注意公正地没有偏倚地分配风险和受益。

三、伦理文献与临床研究管理规范

经过多年实践，国内外学术界和政府管理部门已经形成许多共识，出台了一批重要的文件：1964 年第 18 届世界医学大会通过的《赫尔辛基宣言》；国际协调会议（international conference on harmonization，ICH）提出的《临床研究规范》；2016 年由国家卫生和计划生育委员会颁布的《涉及人的生物医学研究伦理审查办法》；2019 年国家药品监督管理局和国家卫生健康委员会制定的《药物临床试验机构管理规定》；2019 年由国务院颁布的《中华人民共和国人类遗传资源管理条例》；2020 年药品监督管理局和国家卫生健康委员会发布的新版《药物临床试验质量管理规范》；2021 年国家卫生健康委员会颁布的《涉及人的生命科学和医学研究伦理审查办法（征求意见稿）》，并在操作层面明确了"伦理审查委员会审查批准"和"受试者知情同意"等具体要求。

第六节　研究实例

实例 1：核苷酸/核苷酸类似物改善乙肝病毒相关肝癌复发情况的临床研究

1. 研究背景　肝细胞癌（HCC）是肝癌的主要类型，占全球肝癌的 70%～85%。乙肝病毒（HBV）感染是导致 HCC 的主要原因。肝癌术后 5 年内近 70%的患者会出现复发。前期回顾性研究表明核苷酸/核苷酸类似物可改善 HBV 相关 HCC 患者术后生存，但缺乏大样本量的前瞻性研究证据。

2. 研究目的　探索核苷酸/核苷酸类似物改善肝癌术后患者的疗效研究。

3. 研究设计　在上海某三甲医院 2007 年至 2009 年纳入的 HCC 术后患者中实施开放性 RCT。

4. 实施步骤

（1）伦理审核：本研究遵照 1975 年赫尔辛基宣言和上海某三甲医院伦理委员会批准，所有参与者均签署书面知情同意书，并在中国临床试验研究中心注册（ChiCTR-TRC-××××××××）。

（2）研究对象的确诊、纳入排除标准：HCC 诊断参照相关国际标准。

纳入标准：凡在 2007 年至 2009 年临床诊断 HBV 相关 HCC 者，术前未经任何治疗，血清 HBV DNA 拷贝数高于 500copy/ml，且肝功能 Child-Pugh 分级为 A 或 B，均纳入此次研究。

有以下情况之一者排除：血清 HBV DNA 拷贝数低于 500copy/ml，伴有其他重要基础疾病者；或者由于其他原因无法完成整体研究者；正在参加其他临床试验者；没有签署知情同意书者；合并感染丙肝病毒和梅毒者；术前 1 年内接受过抗肿瘤或抗病毒治疗者，在过去 5 年内有其他器官的肿瘤或转移者，术前通过 CT 或 MRI 发现肝癌肝内转移和腹腔转移者及通过胸透发现肝癌肺脏转移者。此外还包括，心理障碍、心功能异常、不可控的感染、不可控的胃溃疡、代谢紊乱、糖尿病；其他病理类型的肿瘤；HCC 远处转移；肾功能异常者。

患者筛选流程见图 4-10。

（3）试验组和对照组的设置：设置核苷酸/核苷酸类似物治疗组及对照组（无抗病毒治疗）。

（4）随机化方法：区组随机化设计，4 人一区组。

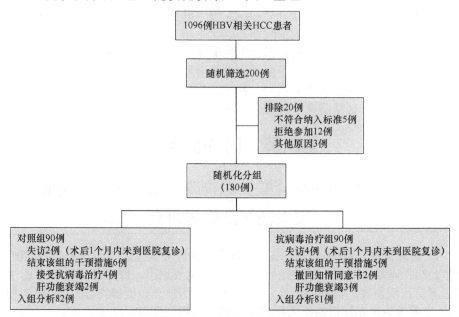

图 4-10　抗病毒治疗 RCT 研究的入组患者筛选流程

（5）干预措施：采用拉米夫定进行抗病毒治疗；如果患者耐药，采用阿德福韦联合拉米夫定或恩替卡韦。术后 1 周内开始口服拉米夫定（100mg/d），阿德福韦（10mg/d），恩替卡韦（0.5mg/d）。

（6）终点事件观察：无复发的生存情况或总生存情况。

（7）随访：所有纳入研究的患者在术后 1 个月内来院进行复查。每 3~6 个月门诊随访一次，如果患者出现临床症状也可在当地医院门诊随访。每 3 个月复查血清 AFP、HBV DNA 浓度、肝功能、B 超。每 6 个月常规或怀疑 HCC 复发时，行 CT 或 MRI 检查。

（8）样本量估算：根据前期非随机队列的数据（对照组的两年 HCC 复发率为 77%；抗病毒组的两年 HCC 复发率为 52%）获得两组期望的差异，按照 $\alpha=0.05$，

$\beta=0.10$，两组样本例数比例为 1∶1，得到每组至少 75 例的样本量。实际最终每组纳入 90 例样本。

（9）盲法：无。

（10）统计分析：二分类指标采用卡方检验。HBV DNA 水平转换为对数正态分布后进行 t 检验。采用 Kaplan-Meier 法估计中位总生存期及无复发生存期。log-rank 检验用于比较两组之间的总生存期（无复发生存期）的统计学差异。通过 Cox 等比例风险回归模型估计 HR 值。采用逐步向前的多元 Cox 回归模型确定与 HCC 复发或生存相关的具有显著性意义的因素。所有统计学检验均为双侧，$\alpha=0.05$。

5. 主要研究结果

（1）有效性：Kaplan-Meier 分析显示，抗病毒治疗能够显著提升 RCT 入组患者的总生存期（$P<0.001$）及无复发生存期（$P<0.001$）（图 4-11）。该治疗措施，对于无论是 HBV DNA 水平高于 10^4 拷贝/ml，还是低于 10^4 拷贝/ml，均能改善入组患者的总生存期及无复发生存期。多元 Cox 回归分析显示，抗病毒治疗能显著延长患者的总生存期及无复发生存期；在校正治疗组和对照组的非匹配因素后，抗病毒治疗也能显著降低 HCC 的早期复发（$HR=0.42, 95\%CI: 0.27\sim0.62$, $P<0.001$）（表 4-3）。

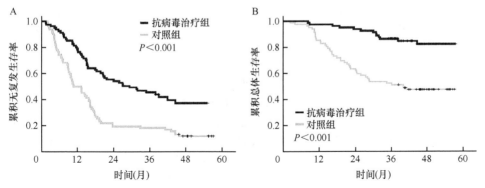

图 4-11　Kaplan-Meier 分析抗病毒组和对照组生存情况的差异

表 4-3　RCT 中与 HCC 术后复发和 HCC 相关死亡显著相关的因素

因素	HR	$95\%CI$	P 值
HCC 相关的复发			
术前肝癌巴塞罗那临床分期（BCLC）（B vs 0/A）	2.51	1.62～3.87	<0.001
术前甲胎蛋白（AFP）水平（异常 vs 正常）	1.77	1.19～2.63	0.005
术前抗病毒治疗（是 vs 否）	0.48	0.32～0.70	<0.001
HCC 相关的死亡			
肿瘤包膜（不完整/没有 vs 完整）	2.00	1.07～3.74	0.03
术前 BCLC（B vs 0/A）	3.85	2.22～6.67	<0.001
术前碱性磷酸酶水平（异常 vs 正常）	1.98	1.08～3.63	0.03
术前抗病毒治疗（是 vs 否）	0.26	0.14～0.50	<0.001

（2）安全性：除了 1 例接受阿德福韦联合拉米夫定的患者出现短暂性的厌食症外，尚未观察到由核苷酸/核苷酸类似物治疗引起的不良事件，也没有患者因为整个随访过程中出现的不良事件而退出研究。

6. 研究结论　采用核苷酸/核苷酸类似物进行的抗病毒治疗在纠正肝功能、降低 HBV 相关的 HCC 复发、提高术后生存方面是有效的。

实例 2：舌下含服右美托咪定治疗双相情感障碍相关急性躁动的疗效研究

1. 研究背景　急性躁动在双相情感障碍患者中很常见，需要紧急处理以缓解痛苦，防止升级为攻击性行为。

2. 研究目的　评价选择性 α_{2A} 肾上腺素受体激动剂右美托咪定舌下给药对双相情感障碍患者急性焦虑的影响，评价其安全性和有效性。

3. 研究设计　2020 年 2 月 24 日至 2020 年 4 月 27 日，研究组在美国 15 个机构进行了多中心的临床Ⅲ期 RCT。

4. 实施步骤

（1）伦理审核：本研究遵照良好临床实践指南（guidelines for good clinical practice，GCP）、赫尔辛基宣言及所有地方规定。该研究是经过每个试验中心的伦理专家委员会和或伦理机构审查委员会，以及中央机构审查委员会的批准后开始实施的。患者签署书面知情同意书。

（2）研究对象的确诊及纳入排除：根据第五版《精神障碍诊断和统计手册》，年龄在 18 岁和 75 岁之间确诊为伴双相Ⅰ和Ⅱ型情感障碍的急性躁动患者，无论患者是躁狂型、抑郁型、还是混合型。患者来源包括门诊确诊患者，因心理或精神问题急诊留观者，因急性躁动新近入院者以及因上述问题已入院者。以上人员采用微型国际神经精神病学访谈进行初筛。患者在基线调查或初筛时，如果阳性阴性症状量表（PANSS）的兴奋程度评估（PEC）的总分高于 14 分；患者基线调查时，5 项 PEC 评估指标至少有 1 项高于 4 分，纳入本次研究。患者的种族/民族通过自行报告的方式确认。患者筛选流程见图 4-12。

（3）试验组和对照组的设置：设置两个试验组，分别给药 180μg、120μg；设置一个对照组，采用安慰剂做对照。

（4）随机化方法：采用区组随机化（1∶1∶1）设计，6 人一组，并按＜65 岁及≥65 岁进行分层。

（5）干预措施：在工作人员的指导下患者自行服用并管理右美托咪定（BXCL501，BioXcel therapeutics）。对于持续性焦虑或复发焦虑，在初次给药后 2 个小时可以再次服用 90μg 或 60μg。以基线数据为参照，如果 PEC 评分变化幅度小于 40% 以及没有任何安全问题（血压下降或镇静），此时由主要研究者审核裁决。在 12 小时内重复给药的次数控制不超过 2 次。

（6）终点事件观察：主要终点事件为服药 2 小时后 PEC 总分相较于基线水平的绝对值改变情况。PEC 评分包括很难控制的躁动、焦虑、敌意、不合作以及兴奋五个方面的评估，每个方面的分数范围为 1～7 分，总分范围为 5（无躁动）～ 35（极度紧张）。次要终点事件为：与安慰剂组相比，服药组 PEC 评分的绝对值变化（与基线水平比较）出现统计学差异的最早时间。

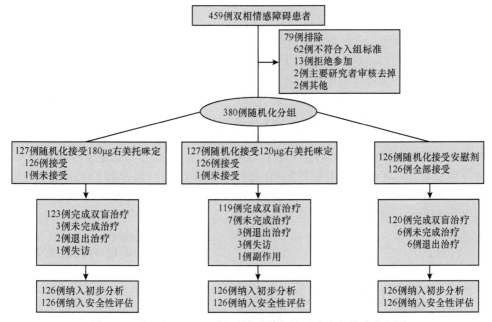

图 4-12 伴双相 I 和 II 型情感障碍的急性躁动患者筛选流程图

副作用的观察，主要通过临床实验室的检测（包括生化、血液学、尿液）以及心电图、脉搏血氧测定、收缩压、舒张压、心率的检测完成。心电图的评估采取人（心脏病学专家）机分别独立读取。根据医学词典（23.0 版本）推荐的术语、系统、器官类别对副作用事件进行编码，按照副作用的种类、严重程度及与治疗的相关性进行分析。每位患者在服药后 30 分钟、2 小时、4 小时、24 小时对其口头询问副作用发生情况。在患者参加初筛、基线测定、24 小时以及离开时对其进行"哥伦比亚自杀严重程度"评估。

（7）随访：在治疗的第 1 天、第 2 天、第 3 天、第 7 天进行系列的 PEC 评估。每天在患者服药后的 10 分钟、20 分钟、30 分钟、45 分钟、1 小时、1.5 小时、2 小时、4 小时、6 小时、8 小时、24 小时实施 PEC 评估。

（8）样本量估算：主要根据右美托咪定前期实施的 I b 期临床试验（BXCL50 1-×××）的结果，包括 PEC 评分的标准差以及期望的组间差异程度进行估算。具体指标包括：$\alpha=0.025$（双侧检验），$\beta=0.1$（即具有 90% 的把握度检测出服药组与安慰剂组的 PEC 总分相差 2 以上的统计学差异），三组样本量相等（1：1：1）。

（9）盲法：双盲。即受试者及资料收集人员不知道分组情况。

（10）统计分析：对于主要终点事件，采用重复测量的混合模型（mixed model repeated measures，MMRM）双侧检验（$\alpha=0.025$），评估服药组与安慰剂组之间的有效性差别，并采用 Bonferroni 法进行校正。协变量包括处理组、PEC 基线水平、年龄、研究中心、随访、随访与 PEC 基线水平的交互作用、处理组与随访的交互作用。对于次要终点事件的多重比较及治疗效应的发生时间，采用序贯检验方法。采用 SAS/STAT（9.4 版本）进行统计学分析。

5. 主要研究结果

（1）基本情况：380 名患者的平均年龄为 45.6 岁，54.8%为女性，56.1%为黑种人，共 378 名（99.5%）按照规定自行服用了右美托咪定完成整个研究。基线检查时的躁动程度为轻度至中度，PEC 评分的平均值为 18 分。

（2）有效性评估：舌下含服右美托咪定两小时后，180μg 组患者的 PEC 总分与基线水平相比平均降低 10.4，120μg 组降低 9.0，安慰剂组降低 4.9。180μg 组和 120μg 组与安慰剂组的最小二乘均数差分别为−5.4（97.5%CI：−6.6～−4.2；$P<$0.001）和−4.1（97.5%CI：−1.9～−0.1；$P<$0.001），组间差异均显著（图 4-13）。舌下含右美托咪定组的患者在服药 20 分钟后开始出现疗效，此时 180μg 组与安慰剂组的最小二乘均数差为−1.1（97.5%CI：−2.0～−0.2；$P=$0.007），120μg 组与安慰剂组的最小二乘均数差为−1.0（97.5%CI：−1.9～−0.1；$P=$0.009）。

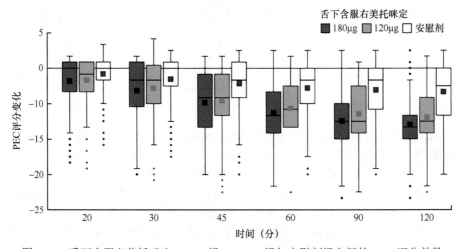

图 4-13 舌下含服右美托咪定 180μg 组、120μg 组与安慰剂组之间的 PEC 评分差异

（3）安全性评估：舌下含服右美托咪定 180μg 组中有 35.7%发生不良事件，120μg 组中有 34.9%发生不良事件，安慰剂组有 17.5%发生不良事件。舌下含服右美托咪定 180μg 组、120μg 组和安慰剂组中最常见的不良事件（发生率超过 5%）分别为嗜睡（21.4%、20.6%、4.8%）、口干（4.8%、7.1%、0.8%）、低血压（6.3%、4.8%、0%）和头晕（5.6%、5.6%、0.8%）。

6. 结论 在伴有双相情感障碍的轻中度躁动患者中，与安慰剂相比，使用 120μg 或 180μg 右美托咪定舌下贴膜制剂治疗 2 小时后，躁动评分显著降低。

（谭晓契 曹广文）

第五章 真实世界研究

第一节 概　　述

一、概　　念

　　真实世界研究（real-world study，RWS）是指在真实临床、社区或家庭环境下获取多种数据，从而评价某种治疗措施对患者健康真实影响的研究。目前在医药卫生行业受到越来越多的关注，其产生的真实世界证据已被各国监管部门作为药品、医疗器械审评审批的依据。与真实世界证据对应的是随机对照试验（randomized controlled trial，RCT），RCT一般被认为是评价药物安全性和有效性的金标准，并为药物临床研究普遍采用，但其有多种局限性，如结论外推困难，研究病种受限和时间成本高昂等，制约了实际应用。RWS可以弥补RCT多种不足，其源于实效性临床试验，是在较大样本量和更广参与受试人群的基础上，根据患者的实际病情和意愿非随机地选择干预措施，并开展长期评价，重点关注有意义的结局指标，以进一步评价干预措施的外部有效性和安全性。RWS涵盖范围较广，除可用于治疗性研究外，亦可用于诊断、预后、病因等方面的研究。RWS与RCT的关系可描述为：RCT是在理想状态下钓鱼，比如一个鱼塘或者一个网箱，这是个高度控制的人工环境；而RWS是在现实中钓鱼，是真实的江河湖泊，是自然环境。

　　与RWS相对应的数据资源即为真实世界数据（real world data，RWD），是指来源于日常所收集的各种与患者健康状况、诊疗及保健有关的数据。RWD在药物评审中可用来支持已获批的药物进行扩大其适应证的批准，也可支持或满足已获批的临床试验的相关需求。并非所有的真实世界数据经分析后就能产生真实世界证据，只有满足适用性的真实世界数据经恰当和充分地分析后才有可能形成真实世界证据。目前真实世界数据的数据记录、采集、存储等流程缺乏严格的质量控制，可能存在数据不完整，数据标准、数据模型和描述方法不统一等问题，对真实世界数据的有效使用形成了障碍。因此，如何使收集的真实世界数据能够成为或经治理后能够成为满足临床研究目的的分析数据，以及如何评估真实世界数据是否适用于产生真实世界证据，是使用真实世界数据形成真实世界证据支持药物监管、临床决策的关键问题。

二、真实世界研究的发展历史

　　1993年美国德克萨斯大学Kaplan教授在评价雷米普利用药对治疗原发性高血压的疗效和安全性时，首次提出了RWS概念。此后，RWS逐渐被广泛关注。

1999 年美国马萨诸塞大学医学院发起了著名的急性冠脉事件全球注册研究（global registry of acute coronary events，GRACE），这是一项由全球 14 个国家共同参与的前瞻性观察性研究，通过观察急性冠脉综合征患者的诊断、治疗和预后信息，为完善临床诊疗策略提供新的证据，更重要的是，其所得结论与 RCT 结论存在差异，引起了广泛的思考。2007 年美国医疗卫生改革率先将 RWS 作为主导方向和优先重点项目。随后，英国、法国、德国、加拿大、丹麦、澳大利亚等国家或地区相继开展了 RWS，用于临床干预措施的有效性评价。随着国内外对 RWS 的关注度日益增加，在 2010 年中医科学家将 RWS 引入中国。2016 年美国国会通过《21 世纪治愈法案》，明确 FDA 可以在合适情况下使用真实世界数据，作为医疗器械及药品上市后研究及新适应证开发的审批证据。随后，真实世界研究成为制药巨头拓展的重要方向。2018 年，中国首个 RWS 指南（《2018 年中国真实世界研究指南》）发布。2020 年 1 月 7 日国家药品监督管理局发布国内首个《真实世界证据支持药物研发与审评的指导原则（试行）》。2020 年 3 月 26 日国家药品监督管理局批准"青光眼引流管"产品的注册，成为国内首个使用境内真实世界数据的医疗器械产品。

三、真实世界研究的思路与流程

RWS 的开展须从临床问题的确定、现有数据情况的评估切入（采用既往回顾性数据或是前瞻性采集数据），进一步到研究设计的选择以及统计分析方法的确定、数据的管理、统计分析、结果解读和评价，以及根据需求判断是否加入事后分析（adhoc analysis）等步骤（图 5-1）。由于 RWS 可能存在一些内在的偏倚（bias），这些偏倚可能限制了真实世界数据在因果关系上的推理和解读。因此，为了减少潜在的偏倚，需要谨慎而周密地研究设计，并且应该确定研究问题后尽早开始制定研究方案和统计分析计划。

第二节 研 究 设 计

RWS 通常会围绕病因、诊断、治疗、预后及临床预测等相关研究问题展开。其研究类型大致分为非干预性（观察性）研究和干预性研究。前者包括不施予任何干预措施的回顾性和前瞻性观察性研究，患者的诊疗、疾病的管理、信息的收集等完全依赖于日常医疗实践；后者与前者最大的不同是主动施予某些干预措施。RWS 的研究方法包括观察性研究和试验性研究，其中使用最广泛的设计类型是观察性研究。在真实世界条件下，通常用观察性研究系统地收集相关数据和开展流行病学研究设计。RWS 强调采用流行病学理论和方法进行临床观察性研究，其设计主要包括横断面研究和队列研究。在观察性研究设计方案中，按照论证强度从高到低依次为前瞻性队列研究、回顾性队列研究、巢式病例对照研究、病例对照研究、横断面研究、病例系列及病例个案报告等。

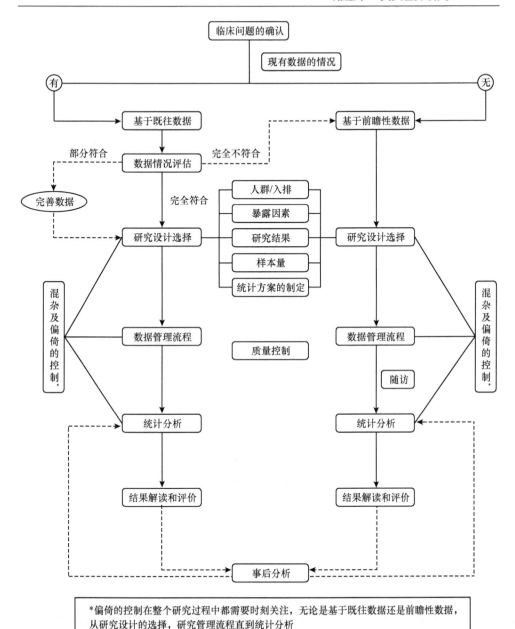

图 5-1　RWS 流程和思路（引自吴一龙等，真实世界研究指南，2018）

病因研究主要是研究危险因素与疾病之间的关系，并探索引起人体发病的机制，如研究幽门螺杆菌感染与十二指肠溃疡的关系。诊断研究主要是研究某类新方法对特定疾病诊断的准确度，以判断新诊断方法的临床价值。研究类型基本可分为实用临床试验（practial clinical trial，PCT）、使用 RWD 作为对照的单臂试验和观察性研究。FDA 将 PCT 用于临床试验各个阶段，并探索在 PCT 中使用不同随机化方法的可能性，比如按照机构进行随机或整群随机，CMDE 对研究类型分类较细（图 5-2）。治疗性研究主要是某类治疗方案对特定疾病疗效及副作用的研究。主要包括两方面：①治疗方案对特定疾病的疗效；②治疗方案的不良反应。预后研究是对疾病发展的不同结局可能性的预测以及影响其预后的因素研究，主要包含三大类：①对疾病的预后状况进行客观描述；②对影响预后的因素进行研究；③对健康相关生活质量的研究。临床预测研究则是寻找出最佳的对疾病诊断或疾病转归的预测指标或症状等，主要包括诊断预测研究和预后预测研究。除上述研究外，RWS 也会涉及药物经济学研究等其他研究类型。

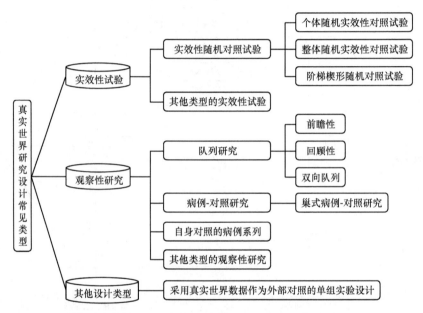

图 5-2　RWS 设计常见类型（引自汪旻晖等，真实世界数据/真实世界证据应用的政策法规及指导原则的比较研究，2020）

一、实用临床试验

实用临床试验（PCT）又称实操临床试验和实效临床试验，是指尽可能接近真实世界临床实践的临床试验，是介于 RCT 和观察性研究之间的一种研究类型。与 RCT 不同的是：PCT 的干预既可以是标准化的，也可以是非标准化的；既可以采用随机分组方式，也可以自然选择入组；受试病例的入选标准较宽泛，对目标人群更具代表性；对干预结局的评价不局限于临床有效性和安全性；PCT 一般使用临床终点，而避免使用传统 RCT 中可能使用的替代终点；可以同时考虑多个对照组，以反映临床实践中不同的标准化治疗；一般不设安慰剂对照；在大多数情况下不采用盲法，但对于如何估计和纠正由此产生的测量偏倚，需给予足够的重视；数据的收集通常依赖于患者日常诊疗记录。与观察性研究不同的是，PCT 是干预性研究，尽管其干预的设计具有相当的灵活性。

二、外部对照的单臂试验

单臂临床试验也是验证研究药物有效性和安全性的一种方法。例如，针对某些罕见病的临床试验，由于病例稀少导致招募困难；针对某些缺乏有效治疗措施的危及生命的重大疾病，随机对照试验往往存在伦理问题。因此，以上两种情况可以考虑以自然疾病队列形成的真实世界数据作为外部对照的基础。

三、观察性研究

观察性研究所采集的数据接近真实世界，其最主要的局限在于存在各种偏倚、数据质量难以保证、已知或已测和未知或不可测量的混杂因素较难识别等，使得研究结论具有很大的不确定性。观察性研究所收集的数据是否适合产生真实世界证据，以支持监管决策，关注要点至少应包括：①数据特征。例如，数据来源及其质量、研究的人群、暴露和相关终点的数据采集、记录的一致性、数据治理过程、缺失数据的描述等；②研究设计和分析。例如，有无合适的阳性对照，是否考虑了潜在未测或不可测混杂因素以及可能的测量结果的变异，分析方法是否严谨、透明且符合监管要求等；③结果的稳健性。为保证结果的稳健性，预先确定了何种敏感性分析、偏倚定量分析和统计诊断方法。

第三节　数 据 治 理

一、真实世界数据常见的主要来源

真实世界数据的来源按功能类型主要可分为医院信息系统数据、医保支付数据、登记研究数据、药品安全性主动监测数据和自然人群队列数据等，以下是根据数据功能类型分类的常见真实世界数据来源。

（一）医院信息系统数据

医院信息系统数据包括结构化和非结构化的数字化或非数字化患者记录，如患者的人口学特征、临床特征、诊断、治疗、实验室检查、安全性和临床结局等，通常分散存储于医疗卫生机构的电子病历/电子健康档案、实验室信息管理系统、医学影像存档与通讯系统、放射信息管理系统等不同信息系统中。有些医疗机构在数据集成平台或临床数据中心的基础上建立院级科研数据平台，整合患者门诊、住院、随访等各类信息，形成直接用于临床研究的数据。有些区域性医疗数据库，利用相对集中的物理环境进行跨医疗机构的临床数据的存储和处理，具有存储量大、类型多等特点，也可作为真实世界数据的潜在来源。医院信息系统数据基于临床诊疗实践过程的记录，涵盖临床结局和药物暴露范围较广，尤其电子病历数据在真实世界研究中应用较广。

（二）医保支付数据

我国医保支付数据的主要来源有两类，一类是政府、医疗机构建立的基本医疗保险体系，进行医保支付数据库的建立和统一管理，包含有关患者基本信息、医疗服务利用、处方、结算、医疗索赔等结构化字段的数据；另一类是商业健康保险数据库，由保险机构建立，数据以保险公司理赔给付与保险期限作为分类指标，数据维度相对简单。医保系统作为真实世界数据来源，较多用于开展卫生技术评价和药物经济学研究。

（三）登记研究数据

登记研究数据是通过有组织的系统，利用观察性研究的方法搜集临床和其他来源的数据，可用于评价特定疾病、特定健康状况和暴露人群的临床结局。登记研究根据研究定义的人群特点主要分为医疗产品登记研究、疾病登记研究和健康服务登记研究三类，我国的登记研究主要是前两类。其中，医疗机构和企业支持开展的药品登记研究，观察对象是使用某种药品的患者，重点观察药品用于不同适应证的临床疗效或监测不良反应。登记研究数据库的优势在于以特定患者为研究人群，整合临床诊疗、医保支付等多种数据来源，数据采集较为规范，一般包括患者自报数据和长期随访数据，观测结局指标通常较为丰富，具有准确性较高、结构化强等优点，对于评价药物的有效性、安全性、经济性和依从性具有较好的适用性，还可用于疾病自然史及预后研究。

（四）药品安全性主动监测数据

药品安全性主动监测数据主要用于开展药物安全性研究及药物流行病学研究，通过国家或区域药品安全性监测网络，从医疗机构、制药公司、医学文献、网络媒体、患者报告结局等渠道，进行数据收集。此外，医疗机构和企业自身建立的自有药品的安全性监测数据库也可能成为此类数据来源的一部分。

（五）自然人群队列数据

自然人群队列数据指对健康人群和（或）患者人群通过长期前瞻性动态追踪观察，获取的各种数据。自然人群队列数据具有统一标准、信息化共享、时间跨度长和样本量较大的特点，此类真实世界数据可以帮助构建常见疾病风险模型，可为药物研发目标人群的精准定位提供支持。

（六）组学数据

组学数据作为精准医学的重要支撑，主要包括基因组、表观遗传、转录组、蛋白质组和代谢组等数据，这些数据从系统生物学角度刻画了患者在遗传学、生理学、生物学等方面的特征。通常组学数据需要结合临床数据才可能成为适用的真实世界数据。

（七）死亡登记数据

人口死亡登记是一个国家对其国民的死亡信息持续完整地收集和记录。目前我国有四个系统用于收集人口死亡信息，分别隶属于国家疾控中心、国家卫生健康委员会、公安部和民政部。人口死亡登记数据包含死亡医学证明书中的所有信息，记录了详细的死亡原因和死亡时间，可以作为人群死因别死亡率、重大疾病临床结局的数据来源。

（八）患者报告结局数据

患者报告结局是一种来自患者自身测量与评价疾病结局的指标，包括症状、生理、心理、医疗服务满意度等，患者报告结局在药物评价体系发展中越来越重要。其记录有纸质和电子两种方式，后者称为电子患者报告结局，其兴起与应用，使患者报告结局与电子病历系统对接并形成患者层面的完整数据流成为可能。

（九）来自移动设备的个体健康监测数据

个体健康监测数据可通过移动设备（如智能手机、可穿戴设备）实时采集个体生理体征指标。这些数据常产生于普通人群的自我健康管理、医疗机构对慢病患者的监测、医疗保险公司对参保人群健康状况评估的过程，通常存储于可穿戴设备企业、医疗机构数据库以及商业保险公司数据系统等中。由于可穿戴设备在收集生理体征数据方面具有便利性和即时性等优势，与电子健康数据衔接可形成更完整的真实世界数据。

（十）其他特定功能数据

1. 公共卫生监测数据　我国建立了一系列有关公共卫生监测的数据库，如传染病监测、预防接种不良事件监测等，所记录的数据可用于分析传染病的发病情况、疫苗的一般反应和异常反应发生率等。

2. 患者随访数据　在真实世界临床诊疗环境中，院内电子病历数据往往无法涵盖患者一些重要的临床指标，如总生存期、五年生存率、不良反应信息等，需要补充长期随访数据，才能形成适用的真实世界数据。患者随访数据主要是指以临床研究为目的，医院随访部门或第三方授权服务商以信件、电话、门诊、短信、网络随访等方式对离院患者开展临床终点、康复指导、用药提醒、满意度调查等服务，服务中收集的院外数据，通常存储于医院随访数据系统。通过与病历数据的链接，实现多源临床数据的融合，用以探索疾病发生机制、发展规律、治疗方法、预后相关因素等临床研究问题。

3. 患者用药数据　患者诊疗过程药品使用数据包括患者信息、药品品规、药品用法用量以及不良反应等信息，通常存储于医院药品管理信息系统、医药电子商务平台、制药企业产品追溯和药品安全性信息数据库，以及药品使用监测平台等中。伴随远程诊疗和互联网+慢性病管理模式的普及，存储于处方流转平台或医药电商平台的患者院外用药数据逐渐增多，此类数据的有效利用或拼接，可作为患者维度诊疗过程记录的真实世界数据来源。

随着医疗信息技术的不断发展，新的真实世界数据类型和来源会不断出现，但其具体应用还有赖于所要解决的临床研究问题，以及该数据所支持产生真实世界证据的适用性。

二、数据管理及数据治理

（一）数据管理流程

RWS 研究流程管理的核心整体来说还是加强数据质量，提高研究效率，控制研究成本。研究者可充分发挥软件，移动端和人工智能结构化等新技术功能。加强电子数据采集系统（EDC）定制，增强系统逻辑核查功能，让系统自动进行数据核查，时时保障数据质量；从研究设计层面应该减少不必要的随访和检测，尤其是来院随访。充分利用在线随访功能，即充分让患者参与，让患者报告结局，自动进行患者随访提醒、问卷量表推送，患者端数据采集及医患沟通，提高随访效率和质量；数据点分级管理，强制性保证关键数据收集的准确真实性。从研究监察与技术层面进行技术创新：使用移动 APP 进行数据源收集，线上中心化录入配合文本识别（OCR）和智能结构化功能以节约录入成本。同时远程监察以减少差旅成本。

（二）数据治理

数据质量控制是确保研究数据真实、准确、可靠的关键。研究各个阶段都需要对可能影响数据质量的各个因素和环节进行控制，涉及从数据收集、处理到统计分析报告的全过程。参照数据质量评价 ALCOA+原则，数据的可溯源性、完整性、一致性及准确性等指标在 RWS 尤为重要，需要重点关注。数据质控则需要建立完善的 RWS 数据质量管理体系、完善的标准操作流程（SOP）以及人员定期的培训。主要包括：

（1）保证数据源质量，确保数据源信息的完整性和准确性，减少数据源本身的缺失和偏差。临床病历作为关键数据源，其不仅要符合病历书写规范、医院三级质控要求等，还应提高病历质控标准以满足科研需要。

（2）在采集数据前，制定详细的研究设计方案和分析计划。评估确立采集字段，确认关键字段已被收集，制定相应的病历报告表和数据库架构。

（3）建立数据采集和录入的标准指南，确保录入数据与数据源的一致性。对于录入过程中的任何修改，需要提供修改原因并留下完整的稽查轨迹。

（4）制定完善的数据质量管理计划，确立关键字段；制定系统质控和人工质控计划，确保数据的真实性、准确性和完整性。数据源核查确认是保证研究数据真实完整的必要措施之一，RWS 涉及大规模的数据，可充分利用系统实时自动逻辑核查来加强质控，降低人工质控成本，对于关键字段，可进行100%原始数据核查（SDV），其他字段可根据实际情况降低核查率。

（5）数据标准化，建议使用标准化字典。RWS 信息来源复杂，数据的标准化是保障数据质量的基础和关键环节。为保障 RWS 的发展，保证数据的可溯源性和一致性，可运用新技术，充分利用电子化系统，增强系统逻辑核查功能等，加强 RWS 的数据质量。

第四节 统计分析方法

真实世界临床研究与随机对照研究研究的主要区别在于前者由于分组不均衡可能存在混杂偏倚，因此对真实世界数据直接进行统计分析的结果可能也存在偏倚。因此真实世界研究的统计分析方法与随机对照研究相比，主要区别在于如何处理混杂偏倚。当前，真实世界数据统计分析方法仍处于不断发展中，下面以真实世界的生存资料分析为例介绍真实世界研究的分析思路和方法。

一、基线差异性比较

根据干预措施或暴露水平进行分组，对组间差异、基线的差异性进行比较。统计分析方法与临床随机对照试验的基线均衡性分析并无不同。定性和定量数据的差异性比较见图 5-3，图 5-4。

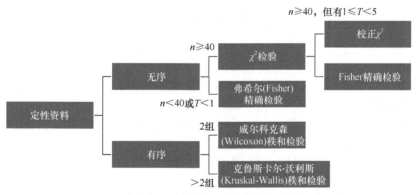

图 5-3 定性资料的均衡性检验

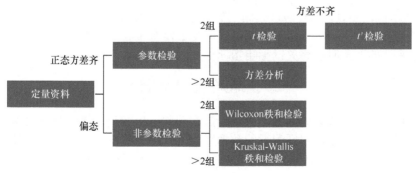

图 5-4 定量资料的均衡性检验

二、回归分析

方法一：将混杂因素和研究目标因素一同放入回归模型开展分析。统计分析纳入所有研究对象，研究因素除了目标因素（干预或暴露因素）外，还有可能的混杂因素。对于生存资料，常用的统计分析包括 Kaplan-Meier，Cox 比例风险模型。对于病例对照研究设计，可使用 logistic 回归方法。在多因素回归模型中目标因素的效应，在一定程度上可以认为是在校正（剔除）了混杂因素后，目标因素的独立效应。

方法二：将可能的混杂因素分组进行匹配后再进行分析。最常用的方法是倾向得分匹配方法。罗森鲍姆（Rosenbaum）和鲁宾（Rubin）提出了倾向得分的概念。倾向得分可使用 logistic 回归，选择尽可能多的协变量，也就是可能的混杂因素。计算倾向得分类似于一个降维的过程，把较多的协变量维度降为一个维度，就是倾向得分，也就是倾向得分综合包含了所有协变量的信息。

通常做法为：根据临床经验和实际要求，以干预因素为因变量（Y），混杂因素为自变量（x）来构建 logistic 模型。

$$\text{logit } P \triangleq \ln\left(\frac{P}{1-P}\right) = \beta_0 + \beta_1 X_1 + \beta_2 X_2 + \cdots + \beta_m X_m \tag{5-1}$$

$$P = P(Y = 1 \mid X_1, X_2, \cdots, X_m)$$

其中 P 为阳性发生率（倾向指数，取值范围 0-1）；X_1, X_2, $\cdots$, X_m 代表 m 个特征变量（即暴露因素）；可以为连续性变量或分类变量。β_0 为常数项，β_j 为偏回归系数（X_j 增加一个单位后，优势比的自然对数）。

根据不同干预组设置情况，为不同干预组间选择倾向得分尽量相近的匹配进行分析，使得混杂因素在不同干预组间均衡分布。

倾向性得分方法在 SAS、STATA、R、SPSS 软件中均有相应宏、程序包、过程等能方便实现。

倾向指数方法只能均衡已知可观测变量，对潜在的未知混杂因素引起的偏倚无能为力；倾向指数方法是以大样本为基础的（每组病例数至少为模型变量的 20 倍），样本量较小时，即使通过倾向指数方法调整，组间协变量的分布也不能达到满意的均衡效果；当处理组和对照组倾向指数没有重叠或者重叠范围较少时，无法进行合适的匹配时可将关键影响指标转变为研究因素。

三、结局效应比较

若直接将混杂因素纳入回归分析，那么回归分析就是最终的分析结果；若使用倾向得分匹配方法，对匹配后的数据需要进行再分析，分析方法与一般的生存资料相同。单因素分析可使用 Kaplan-Meier 方法，多因素分析使用 Cox 比例风险模型方法。

第五节　偏倚及控制

如何在 RWS 的设计和实施中避免或减少偏倚和混杂，是 RWS 目前仍面临的诸多难题之一，也是 RWS 得出有效结论的关键。临床研究中，误差主要有两类：随机误差（random error）和系统误差（systematic error）。后者即我们经常提到的偏倚，主要包括选择偏倚、信息偏倚和混杂偏倚。

一、选　择　偏　倚

选择偏倚（selection bias）是在 RWS 中比较常见的偏倚。虽然 RWS 的样本更接近医疗实践，但在样本人群的选择、抽样框架的制定、目标人群的诊断和研究实施过程中，往往容易出现选择偏倚。比如，当使用真实世界数据来估计治疗效应时，数据多来自于非 RCT 实验，治疗的分配是非随机的，这就会导致两组之间个体特征的差异，故而常常会出现选择偏倚。常见的选择偏倚有奈曼偏倚[（Neyman bias），又称现患-新发病例偏倚（prevalence-incidence bias）]，伯克森偏倚[（Berkson's bias），又称入院率偏倚（admission rate bias）]，病程长度偏倚（length bias），竞争风险（competing risks），非死亡时间偏倚（immortal time bias）等。

可以通过规范的科研设计来尽量减少选择偏倚，比如：严格掌握研究对象的纳入或排除标准；尽量提高应答率，减少失访，并对失访的患者进行评价；可以采用多种对照，等等。在本书的其他章节，针对每种流行病学研究方法，都有其常见的选择偏倚及控制措施的详细讲解，在此不再赘述。

除了在科研设计的细节中尽量控制选择偏倚外，还可以通过构建研究对象的筛选流程图评估研究人群的选择偏倚。筛选流程是指从原始数据中筛选出的样本数量，逐步排除了哪些样本，排除的原因及样本数量，一直到最终纳入分析的样本数量。在流程图的制作过程中，可以帮助设计者控制每个步骤可能出现的选择偏倚，从而提高样本的代表性和结果的外推性。

二、信　息　偏　倚

信息偏倚（information bias）主要来自资料收集和解释过程中的错误信息，比如，调查表设计，指标设立，检测方法，填写问卷，数据管理，分析等过程中都有可能造成信息偏倚。信息偏倚主要分为三大类：错分偏倚（misclassification bias）、生态学谬误（ecological fallacy）、向均数回归（regression to the mean）。RWS 中最常见的信息偏倚是药物暴露错分和结局错分。因此要在研究的不同阶段控制和消除影响信息准确性的各种因素。

药物暴露错分：RWS 中药物暴露信息一般通过医院计算机化病历系统（EMR）、医保数据、药物销售记录等电子数据库识别提取，诸多因素可能导致错分。另外，研究方案中制定药物暴露水平时也可能导致错分偏倚。有些药物暴露错分是研究的自身缺陷，在资料分析及结果讨论时，要根据具体错分情况，考虑其对研究结论的影响。

结局错分：疾病诊断编码、药物编码、程序算法、数据提取系统、结局指标完整性等在识别结局指标时均可能存在错分。要想减少结局错分，就要在研究设计阶段对暴露和结局因素严格、客观地进行定义，使指标尽量定量化。要有统一、明确的疾病诊断标准，调查表的问题应易于理解。为了提高分类的准确性，可以联合识别，即对疾病诊断采用 ICD 编码结合多种检查指标联合判别，还可以采用敏感性分析的方法。

三、混 杂 偏 倚

在 RWS 中，混杂偏倚（confounding bias）可扭曲暴露与疾病或暴露与结局间的真实关联。它值得全程关注却又无法完全避免和控制，只能尽可能地识别和控制以减小混杂对结果的影响。如何控制混杂偏倚也是 RWS 得出有效结论的关键，可以从研究设计和统计分析上采用分层、匹配、多变量分析模型、倾向评分匹配等多种方法。针对这些控制混杂偏倚的方法，其他章节均有详细讲解，在此不再赘述。

第六节 伦 理 问 题

在国家药品监督管理局 2020 年颁布的法规《真实世界证据支持药物研发与审评的指导原则（试行）》及 2018 年吴阶平医学基金会发布的行业指南《真实世界研究指南》中都论述了真实世界研究的伦理问题。研究的整个过程中任一环节出现问题，或造成信息泄露，都有可能会给受试者带来心理、生理、经济、社会地位等方面的伤害，存在知情同意、数据质量、数据管理和隐私保护、利益冲突管理、安全性、风险与受益等伦理问题。综合各种伦理法规、指导方针和文献，应用于临床研究的系统性伦理学原则的框架包括：社会和科学的价值，正确、公平选择受试者，有利的风险受益比，独立审查，知情同意，尊重受试者。根据这个框架，临床研究必须同时满足以上条件才是符合伦理的。在 RWS 研究进行的整个过程中，需要充分考虑伦理审查要点，比如探索新的数据采集模式和标准、方案设计科学合理、落实知情同意、保护受试者隐私、利益冲突管理、良好的风险受益比、公平选择受试者等，以提高 RWS 的科学性和伦理性。RWS 不同阶段伦理上需要注意的主要问题有：

一、研究方案是否充分考虑伦理要求

在 RWS 中，研究设计不是建立在以商业推广为目的的基础之上，而是要考虑是否能回答科学研究的问题。另外，还要确认研究方案提出收集的资料未超过回答相关研究问题所需的资料范围，不能以临床研究名义收集超过研究目的的临床资料。

二、知情同意问题

包括 RWS 在内的所有涉及人的健康的相关研究中，知情同意是最基本、最重要的伦理要求之一，恰当、充分的知情同意是落实受试者权益保护的关键环节。

实用性随机对照研究和登记研究在开始研究之前必须得到患者知情同意。在知情同意书中，应对研究内容作完整通俗的解释，并解释如何使用研究所产生的资料，以及不确定的风险因素，确保患者的参与是自愿的。有些 RWS 也采集患者血液或基因标本，这些标本的归属权、保存方法以及如何使用也应在知情同意书中明确。临床进行 RWS 时，药物或器械可能会超适应证使用。这种做法的必要性以及是否有相关的医学依据，也是伦理上应该考虑的问题，应确保对研究者提供了充分的保护措施。研究者还应制定完善的应急处理办法，在出现问题时能最大程度地保护患者的安全。

回顾性数据库研究由于基于既有数据，不涉及对患者的干预。该类研究可向伦理委员会申请豁免患者知情同意。但其研究方案仍需伦理审查机构审查并得到书面批准。

RWS 研究中可能存在研究者的倾向性、信息不对称、压力影响、拟定研究方案时研究目的尚不明确等问题，致使传统临床研究中通常采用的特定知情同意在 RWS 研究中的应用有局限性，知情同意的落实往往存在一定困难。因此，在 RWS 研究的知情同意阶段，还可以根据实际情况考虑泛知情同意、动态知情同意、"泛知情+动态知情同意"或免除签署知情同意书等方式。

三、数据管理和隐私保护

近年来，基于网络资源和移动设备数据等的 RWS 研究越来越多，无论是信息收集过程，还是传输、存储过程，任何一个环节出现问题都可能导致信息泄露，对受试者造成心理、经济和社会等方面的伤害。即使采取去隐私化的信息和安全技术保障等措施，仍有隐私被恢复和泄露的可能。因此，在 RWS 研究中，要充分考虑网络应用、数据传输、信息权限分配等问题，可以邀请信息技术专家和社区代表参与伦理审查和监管过程。

四、研究方案是否考虑到患者权益得到了充分保障

对于未被社保目录所包括的药品或器械，伦理审查应审查研究方案如何规定和处理对参与患者在药品或器械使用的合理经济补偿。RWS 研究方案的检验项目在社保/医保目录中已包含时，伦理审查应考虑患者参加该研究的合法权益。

伦理审查应该审查患者知情权是否得到充分保障。患者知情权包括对研究设计的理解以及如何以任何理由退出该研究。如涉及用药，应告知何时停药。

五、研究者利益冲突

对于前瞻性研究，除了考虑患者权益，也应给参与的相关研究者提供适当的劳务补偿。但不能把 RWS 研究作为促销药品的商业手段。利益冲突审查最核心的目的是确保参与的研究者和临床医生不应通过药品和器械的 RWS 获取不合理的收入；同时研究支持方不应通过此种研究形式，间接地实现产品推广。

六、安全性问题

对于前瞻性 RWS，如果药物或医疗器械在使用过程中发生严重不良事件，应及时向国家药品监督管理局报告，有助于药物或医疗器械的规范使用，甚至尽早退出市场。对于回顾性 RWS，如果在数据分析中发现以往未报道的药物或医疗器械的安全性问题，其研究结果应以论文等形式公开发表。伦理审查应要求研究方案中预先假定了这种情况的发生可能，并有相应处理措施。

第七节　研 究 实 例

手术血管结扎顺序对非小细胞肺癌患者长期生存的影响

一、研 究 背 景

近年来肺癌的发病率和病死率已跃居肿瘤的第一位，即使采取手术及综合治疗其五年生存率只有 20%～40%，难以治愈的主要原因是术后广泛全身转移。手术是非小细胞肺癌的首选治疗方法。然而，即使在接受根治性切除术后，仍有 50% 的患者可能在未来 3 年内出现局部复发或远处转移。同时也有研究表明，手术操作可以促进肿瘤细胞扩散到循环中。肺癌的手术操作可能会挤压肿瘤并进一步促进肿瘤细胞扩散进入循环。如果首先结扎流出的静脉，肿瘤细胞播散的潜在风险理论上可以最小化。然而，由于缺乏足够的证据，这一技术概念尚未在当前指南中被广泛接受为外科肿瘤学的标准。因此，研究者想设计一项前瞻性、多中心、随机临床试验，以评估血管结扎的顺序是否会影响患者的长期生存率。根据研究假设和设计，研究者计算了最小样本量为 80 例才能满足要求（动脉优先组 40 例，静脉优先组 40 例）。研究者联合了 5 家高等级医院进行了为期 5 年的研究，共有 4500 人进行了纳入标准评估，有 893 人不符合纳入标准，符合纳入标准的人中，只有 45 人接受了随机化。研究最终未纳入足够的研究对象而无法获得明确的研究结论。因此，研究者想利用 RWS 对未能实现随机化的数据进行分析，以评估血管处理顺序对长期结局的影响。

二、研 究 设 计

研究者采取了 RWS 思路，对纳入患者进行事后随机化，以评估血管处理顺序对长期结局的影响。主要要素如下：

1. 研究对象　接受根治性切除手术的非小细胞肺癌患者。纳入标准：①原发性肺癌患者；②年龄大于 18 岁；③肿瘤大小大于 2cm；④接受完整的电视辅助胸腔切除术。排除标准：①接受肺段切除术或楔形切除术的患者；②在标准肺叶切除术之前接受病灶的楔形切除术；③其他恶性肿瘤病史；④接受新辅助治疗；⑤接受肺叶切除术并开胸。

2. 干预措施　静脉优先处理。采用标准技术进行胸腔镜肺叶切除术，唯一的区别是血管结扎的顺序。

3. 比较措施　动脉优先处理。采用标准技术进行胸腔镜肺叶切除术，唯一的区别是血管结扎的顺序。

4. 研究结局　主要结局是 5 年总生存期。次要结局是术中失血量、手术时间和术后住院时间。

5. 患者病理分期　患者的病理分期根据国际肺癌研究协会第 7 版 TNM 分类定义。从医院信息系统、实验室信息系统和随访系统收集患者的临床特征、肿瘤特征、手术信息和生存结果。

6. 随访方式与终点　所有患者术后前 2 年每 6 个月对患者进行一次评估，随后 3 年每年一次。在常规随访期间，进行了体格检查、胸部和腹部 CT 扫描以及脑 CT 或磁共振成像扫描。如果门诊随访不可行，则进行电话随访。对每位患者进行随访，如果患者仍存活，随访到他们死亡或 2020 年 5 月。

三、数 据 治 理

根据研究设计，研究者明确研究所涉及的 18 个变量的来源和获取方式。对部分变量进行分类处理。对变量序号 1~7 的变量在随访时再进行确认；对来源于医院信息系统（HIS）变量与土地信息系统（LIS）的变量序号 8~15 变量，其中任意变量缺失该患者信息作舍弃处理；序号 16 变量根据 HIS 与随访记录共同确定；序号 17~18 变量根据最后一次随访的结果确定，见表 5-1。

表 5-1　纳入的研究变量及来源

序号	变量	来源	类型	处理
1	患者 ID	HIS	字符	-
2	姓名	HIS	字符	-
3	性别	HIS	字符	1=男，2=女
4	年龄	HIS	数值	1=>60，2=<60
5	术前 BMI	HIS	数值	1=<18.5，2=18.5~23.9，3=>23.9
6	吸烟	HIS	数值	1=现行或曾经吸烟，2=不吸烟
7	家族肿瘤史	LIS	数值	1=有，0=无
8	肿瘤位置	LIS	数值	1=肝左叶，2=肝右叶

序号	变量	来源	类型	处理
9	肿瘤大小	LIS	数值	1=<3cm，2=>3
10	肿瘤分期（TNM）	LIS	数值	1=Ⅰ，2=Ⅱ，3=Ⅲ
11	血管结扎顺序	HIS	字符	1=先结扎动脉，2=先结扎静脉
12	手术日期	HIS	日期	-
13	术中失血量	HIS	数值	单位：ml
14	手术时长	HIS	数值	单位：分钟
15	术后住院时间	HIS	数值	单位：天
16	术后辅助治疗	HIS 随访记录	字符	1=有，2=无
17	随访日期	随访记录	日期	-
18	随访结局	随访记录	字符	1=生存，2=死亡，3=失访

四、伦理与研究注册

该研究分别向三家医院的伦理委员会提请了审核，并全部获得了批准，随后该研究在 ClinicalTrials.gov 进行注册。

五、统计分析方法

（一）倾向性评分匹配

为了最大限度地减少潜在混杂因素的影响，应用倾向匹配分析。在倾向评分模型中包括尽可能多的变量，以最大限度地了解患者选择不同血管结扎顺序的倾向。变量包括年龄、性别、吸烟状况、肿瘤大小、肿瘤位置、组织学类型、病理 TNM 分期和术后辅助治疗。然后，使用该模型的结果计算每个患者的倾向评分，而不考虑模型中自变量的统计显著性。最后，使用倾向评分匹配（PSM）方法对患者进行 1∶1 匹配。倾向评分匹配是使用 SAS 9.4 中的宏 gmatch 进行。

（二）数据特征描述与单因素分析

连续数据以均值表示，正态分布采用学生 t 检验进行比较，用中位数描述，非正态分布采用秩和检验进行比较。分类数据以计数和百分比表示，并以卡方检验或根据 Fisher 精确检验进行比较。生存曲线采用 Kaplan-Meier 法估计，并采用 log-rank 检验进行比较。

（三）多因素分析

通过多因素 Cox 回归分析评估可能影响生存的因素。

六、研究结果

（一）基线差异性比较

截至 2020 年 5 月 31 日，从 3500 例患者中共筛选分析 3231 例患者（优先结扎静脉组 2816 例，优先结扎动脉组 415 例）。中位随访时间为 35 个月。优先结扎静脉组和优先结扎动脉组的五年生存率分别为 62.5% 和 56.6%（$P=0.02$）。两组间基线差异性比较结果见表 5-2。两组间性别、术前身体质量指数（BMI）、吸烟史和肿瘤 TNM 分期差异有统计学意义（$P<0.05$），这些因素可能是两组间生存率的差异原因。

表 5-2　优先结扎静脉组与优先结扎动脉组基线差异比较

变量		优先结扎静脉组（n=2816）	优先结扎动脉组（n=415）	χ^2	P 值
性别					
	男	1436	174	11.893	0.001
	女	1380	241		
年龄					
	≥60	1549	209	3.147	0.076
	<60	1267	206		
术前 BMI					
	<18.5	986	158		
	18.5~23.9	1467	182	12.626	0.002
	>23.9	363	75		
吸烟					
	是	1183	199	5.217	0.022
	否	1633	216		
家族肿瘤史					
	有	479	66	0.316	0.574
	无	2337	349		
肿瘤位置					
	左叶	1163	166	0.252	0.615
	右叶	1653	249		
肿瘤大小					
	>3cm	1293	199	0.603	0.437
	≤3cm	1523	216		
TNM 分期					
	Ⅰ	451	71		
	Ⅱ	2278	319	9.983	0.007
	Ⅲ	87	25		

续表

变量		优先结扎静脉组 （n=2816）	优先结扎动脉组 （n=415）	χ^2	P 值
术后辅助治疗					
	有	1411	228	3.38	0.066
	无	1405	187		

（二）优先结扎静脉组与优先结扎动脉组匹配

根据年龄、性别、吸烟状况、肿瘤大小、肿瘤位置、组织学类型、病理 TNM 分期和术后辅助治疗对两组数据进行 1∶1 匹配后，共获得了 415 对数据。匹配后两组间基线差异比较见表 5-3。匹配前组间性别、术前 BMI、吸烟史和肿瘤 TNM 分期分布有差异的因素，匹配后组间已均衡。

表 5-3　优先结扎静脉组与优先结扎动脉组匹配后基线差异比较

变量		优先结扎静脉组 （n=415）	优先结扎动脉组 （n=415）	χ^2	P 值
性别					
	男	183	174	0.398	0.528
	女	232	241		
年龄					
	≥60	220	209	0.584	0.445
	<60	195	206		
术前 BMI					
	<18.5	154	158		
	18.5～23.9	198	182	1.684	0.431
	>23.9	63	75		
吸烟					
	是	191	199	0.31	0.578
	否	224	216		
家族肿瘤史					
	有	73	66	0.423	0.515
	无	342	349		
肿瘤位置					
	左叶	184	166	1.601	0.206
	右叶	231	249		
肿瘤大小					
	>3cm	182	199	1.402	0.236
	≤3cm	233	216		

续表

变量		优先结扎静脉组 （n=415）	优先结扎动脉组 （n=415）	χ^2	P 值
TNM 分期					
	I	69	71		
	II	316	319	0.497	0.780
	III	30	25		
术后辅助治疗					
	有	204	228		
	无	211	187	2.781	0.095

匹配后，不同血管结扎顺序间次要结局（术中失血量、手术时长、术后住院时间）差异无统计学意义（$P<0.05$），见表 5-3。

（三）血管结扎顺序对患者长期生存影响分析

1. 单因素分析　单因素分析表明，优先结扎静脉与更好的 5 年生存率相关 [HR=0.54（1.27～2.99）]（表 5-4）。

表 5-4　非小细胞肺癌患者长期生存单因素分析

变量		HR	95%置信区间	P 值
性别				
	男	1.00		0.373
	女	0.81	0.50～1.29	
年龄				
	≥60	1.00		0.742
	<60	1.05	0.78～1.42	
术前 BMI				
	<18.5	0.93	0.64～1.37	0.729
	18.5～23.9	1.00		
	>23.9	1.58	0.73～3.44	0.248
吸烟				
	是	1.45	0.17～12.15	0.732
	否	1.00		
家族肿瘤史				
	有	1.75	0.50～6.15	0.381
	无	1.00		
肿瘤位置				
	左叶	1.00		0.293
	右叶	0.84	0.42～1.65	

续表

变量		HR	95%置信区间	P 值
肿瘤大小				
	>3cm	1.40	0.88～2.22	0.155
	≤3cm	1.00		
TNM 分期				
	Ⅰ	1.00		
	Ⅱ	1.23	0.84～1.81	0.486
	Ⅲ	2.09	0.98～3.67	0.075
术后辅助治疗				
	有	1.00		0.895
	无	1.08	0.69～1.69	
血管处理顺序				
优先结扎静脉		0.54	0.31～0.95	0.032
优先结扎动脉		1.00		

2. 多因素分析　在多因素分析中，优先结扎静脉与更好的五年生存率有关，而肿瘤分期为Ⅲ期与更差的一年生存率相关（表 5-5）。

表 5-5　非小细胞肺癌患者长期生存多因素分析

变量		HR	95%置信区间	P 值
TNM 分期				
	Ⅰ	1.00		
	Ⅱ	1.24	0.73～2.13	0.430
	Ⅲ	2.53	1.39～4.59	0.002
血管处理顺序				
优先结扎静脉		0.43	0.25～0.76	0.003
优先结扎动脉		1.00		

3. 生存曲线分析　匹配后的数据中，优先结扎静脉患者的生存率高于优先结扎动脉组（图 5-5），使用 log-rank 检验比较不同结扎顺序患者的生存率，其差异有统计学意义（P<0.05）。

七、结　　论

接受优先结扎静脉患者生存结果较优先结扎动脉患者的生存结果有所改善，优先结扎静脉可能更符合肝癌患者手术的原则。

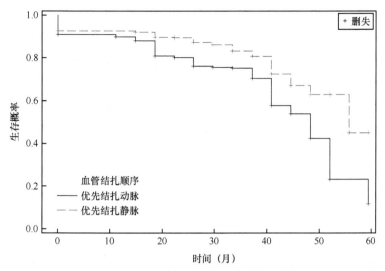

图 5-5　不同血管结扎顺序生存曲线比较

（吉兆华　张维璐　刘　昆）

第六章 诊断试验

诊断试验是研究将患者从非患者中区分出来的一类流行病学研究方法。目的在于用有效的方法或手段对人群进行疾病诊断，发现真患者并对该手段方法进行评价应用。

第一节 概　　述

一、概　　念

诊断试验的定义是指应用各种实验、影像等医疗仪器手段对患者进行检查，从而对疾病做出诊断的试验研究。即应用一定的诊断方法把前来就诊的人区分为患某病的患者和非患者，以期对确诊的患者及早给予相应的治疗，控制疾病流行，促进人群健康。本节提到的诊断试验所用的仪器方法是广义的，不仅包括实验室检查指标（血常规、生化检测、凝血功能和尿常规、肾功能等），还包括病史、体检所获得的临床资料、影像学检查（X线、CT、磁共振成像等）、内镜检查、同位素检查等检查结果，以及各种公认的诊断标准。诊断试验起源于 19 世纪初的结核病防治，之后应用于慢性病的早期发现、早期诊断和早期治疗。

诊断试验的研究过程包括确定金标准（参考标准），明确研究对象，估算样本量和真实性、可靠性评价等内容。

二、意　　义

诊断试验目前主要有下述两个方面的用途。

1. 疾病的诊断方法的建立　以可识别的疾病标志物或其他检查检测结果为诊断指标，查出那些处于疾病潜伏期、临床前期及临床初期的患者，建立诊断方法，以便对患者实现早发现早诊断，从而提高患者的治愈率和人群的健康水平，这是诊断试验应用最多的内容，属于疾病二级预防的范畴，如结核、高血压、糖尿病及某些恶性肿瘤、乳腺癌等早期诊断方法的发现与建立。

2. 对比筛选可靠的诊断方法　随着自然科学的发展，可用于疾病诊断的技术日新月异，不断有新的方法技术涌现，比如医学生物工程、单克隆抗体、大数据的普及应用、免疫荧光、酶联免疫吸附测定、微创检查、机器人等，这些方法与既往的通用方法哪个更准确，哪个更可靠，哪个对患者更有利，这种诊断方法的筛选评价也成为了诊断试验研究临床应用的重要内容。

第二节 研究设计与实施

一、确定金标准

金标准是开展诊断试验研究的关键步骤，是用来确定研究对象是否患病的依据。通常情况下，临床研究中的金标准包括病理检查结果、外科手术结果。部分研究无法达到上述金标准时，也可以使用权威机构认可的指南、共识等提出的诊断方法作为金标准。对所有研究对象按照金标准的方法予以判定，分为病例组和对照组。

二、选择研究对象

诊断试验的目的是评价某一个/多个诊断试验的诊断价值，即该诊断试验是否能正确地将真正的患者判断为病例，将具有某些相似症状但实际未患病的人群正确地判断为非病例。因此，诊断试验的研究对象选择对于评价诊断试验的诊断价值非常重要。

病例组的选择应具有一定的代表性，即应尽可能包括该类疾病的各个分型、分期、病程，纳入的病例构成也应尽可能与实际病例组成接近，使得病例组的研究对象具有较好的该类患者的代表性。

对照组的选择应考虑与病例组的鉴别诊断意义，即与病例组在某些症状、体征等方面较为接近，但实际未患该病。若存在多种与病例组容易误诊或存在鉴别诊断意义的疾病，则对照组也应考虑其构成。若对照组仅纳入身体健康的志愿者，尽管得到较好的诊断试验结果，但其实际诊断价值有限。

三、样本量测算

同其他研究设计一样，诊断试验研究也需要进行样本量测算，以保证研究结果的可靠性。诊断试验的结局指标通常包括灵敏度、特异度、曲线下面积等。根据主要结局指标，其样本量测算法方法介绍如下。

1. 以灵敏度、特异度为主要结局指标的诊断试验 假设某研究拟分析三维彩色血管能量成像对宫颈癌分期（III期）的诊断价值，研究者开展此项研究，需要多少人？

在该类诊断试验的样本量测算中，依据灵敏度来测算病例组所需样本量，依据特异度来测算对照组所需样本量。根据前期研究结果，该成像方法对宫颈癌III期的诊断灵敏度为75%，特异度为65%。

样本量测算公式如下：

$$n = u_\alpha^2 p(1-p) / \delta^2 \tag{6-1}$$

其中，α 为 I 类错误；p 为灵敏度或特异度；δ 为允许误差。可以看出，α 越小，样本量越大（通常取 0.05 或 0.01）；δ 越小，样本量越大。

根据上述提供的参数，假定允许误差取 0.05，α 取 0.05，代入公式，计算得到病例组需要 288 人，对照组需要 350 人。若本研究中纳入相同数量的病例组和对照组，则均需至少纳入 350 人。

除了公式计算外，还可以采用软件进行样本量测算，如 PASS 软件在 "Proportions—Sensitivity and Specifity" 模块，提供了多种基于灵敏度和特异度的样本量测算方法。

2. 以曲线下面积为主要结局指标的诊断试验 仍然以上述三维彩色血管能量成像对宫颈癌分期（Ⅲ期）的诊断价值研究为例，以病理作为金标准，评价该方法的诊断价值。假定前期研究数据提示该三维彩色血管能量成像对宫颈癌Ⅲ期诊断的曲线下面积为 0.75。α 取 0.05，把握度（$1-\beta$）取 0.8，病例组和对照组按 1：1 入组，请问需要纳入多少人才能达到样本量要求？

以 PASS15.0 软件为例进行样本量测算，打开 PASS15.0，选择 "ROC" 模块，点击 "test for one curve"，代入上述参数（图 6-1）。

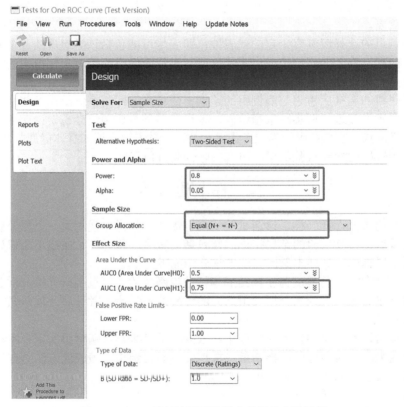

图 6-1 PASS 进行诊断试验样本量测算参数设置

点击"Calculate"，运行上述参数设置后的程序，得到结果如图 6-2 所示，本研究至少需要纳入 40 人（病例组 20 人，对照组 20 人）。

Tests for One ROC Curve

Numeric Results for Testing AUC0 = AUC1 with Discrete (Rating) Data
Test Type = Two-Sided. FPR1 = 0.00. FPR2 = 1.00. B = 1.00.

Target Power	Actual Power	N+	N-	N	AUC0'	AUC1'	Diff'	AUC0	AUC1	Diff	Alpha
0.80	0.81947	20	20	40	0.5000	0.7500	0.2500	0.5000	0.7500	0.2500	0.050

图 6-2 PASS 进行诊断试验样本量测算结果

四、观 察 指 标

（一）类型

1. 客观指标 诊断试验观察指标可以采用仪器、试剂等进行测量，且测量过程不受患者、医生或研究者的影响，如血常规、血生化、尿常规、心电图等，这类指标通常稳定性较好，在诊断试验中应尽可能采用客观指标。

2. 主观指标 部分诊断试验的观察指标来自于患者的主诉，包括症状、体征、量表等，如疼痛、失眠、抑郁。部分指标如肿瘤大小、包块硬度等，尽管测量的是相对客观的指标，但其判读与患者或医生的主观感觉有关，有时候也称为半主观指标。这类主观或半主观指标容易受到患者或医生的影响，不太稳定，但在部分临床实践情境下，当难以找到客观指标时，也可以考虑采用主观指标。

（二）确定观察指标判断标准的方法

在临床实践中，通常需要将纳入诊断试验的研究对象根据判读结果，区分为阳性和阴性。相当一部分诊断试验判读结果为定量指标，即数值变量，这就需要确定一个临界值，将判读结果划分为阳性和阴性。通常情况下，用于确定临界值的方法包括：

1. 百分位数法 当诊断试验判读结果的数值分布呈现偏态分布时，可取 $P_{2.5} \sim P_{97.5}$ 作为区分正常与异常的界值；若该指标为单侧异常的指标，则通常侧 P_5 或 P_{95} 作为界值。

2. 均值±标准差法 当诊断试验判读结果的数值分布呈现正态分布或接近正态分布时，可取"均值±1.96 标准差"作为区分正常与异常的界值；若该指标为单侧异常的指标，则通常取单侧"均值+1.64 标准差"或"均值−1.64 标准差"作为界值。

3. ROC 曲线法 ROC 曲线（receiver operator characteristic curve），又称为受试者工作特征曲线，其横轴为 1−特异度，纵轴为灵敏度，将各个点连接起来的线，即为 ROC 曲线。从图 6-3 中可以看出，随着 ROC 曲线越靠近左上角，其诊断价值越大。通常情况下，可以取 ROC 曲线最靠近左上角的值作为截断值的判断标准，以获得较大的灵敏度和特异度。通常以 ROC 曲线下面积（area under the curve,

AUC）作为评判诊断试验效能的指标，可以用于比较不同诊断试验的评价。

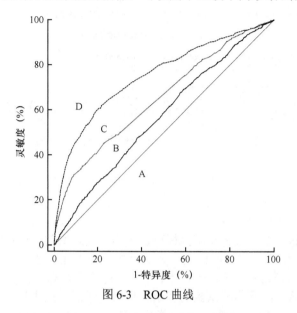

图 6-3　ROC 曲线

第三节　诊断试验的评价

诊断试验的评价包括真实性、可靠性和临床实用性三个方面。

一、真实性评价

真实性（validity）又称准确度（accuracy），是指测量值与实际值的符合程度，也即测量值与真值的接近程度。在诊断试验的评价中，真实性是指待评价诊断试验的测量结果与"金标准"测量结果的吻合程度。通常，诊断试验的真实性评价可使用下列几种评价指标和方法。

根据待评价诊断方法与金标准的结果，建立诊断试验四格表（表 6-1）。

表 6-1　诊断试验四格表

待评价方法	患者	非患者	合计
阳性	真阳性（A）	假阳性（B）	$A+B$（R1）
阴性	假阴性（C）	真阴性（D）	$C+D$（R2）
合计	$A+C$（C1）	$B+D$（C2）	N

1. 灵敏度（sensitivity）　又称敏感度，是指按"金标准"确诊的患者中筛检试验阳性或异常人数所占的比例。

用公式表示为： $$灵敏度 = \frac{A}{A+C} \times 100\% \qquad (6-2)$$

式中，A 为诊断试验中待评价方法检测阳性而实际有病的人数，是真阳性人数，$A+C$ 为"金标准"确诊的患者总数，因此，灵敏度又称为真阳性率（true positive rate），它表示诊断试验能将实际有病的人正确地判为患者的能力。

2. 特异度（specificity） 是指按"金标准"确定的非患者中待评价诊断方法检测结果也显示为阴性的人数所占的比例。

用公式表示为： $$特异度 = \frac{D}{B+D} \times 100\% \qquad (6-3)$$

式中，D 为诊断试验检测阴性而实际也确实无病的人数，是真阴性人数，$B+D$ 为"金标准"确定的非患者的总人数，因此，特异度又称为真阴性率（true negative rate），它表示诊断试验能将实际无病的人正确地判为非患者的能力。

3. 假阴性率（false negative rate） 又称漏诊率。"金标准"确诊的患者（$A+C$）中，待评价的诊断方法仅仅检出了 A，而 C 被诊断试验判为阴性，即诊断试验将 C 这部分患者错误地判断为非患者，C 是假阴性的人数，是被漏诊的患者人数。假阴性率是指按"金标准"确定的患者中诊断试验检查为阴性（错误判为非患者）的人数所占的比例。

用公式表示为： $$假阴性率 = \frac{C}{A+C} \times 100\% \qquad (6-4)$$

假阴性率与灵敏度之和为 1，假阴性率=1−灵敏度，灵敏度越高，假阴性率越低，反之亦然。

4. 假阳性率（false positive rate） 又称误诊率。"金标准"确定的非患者（$B+D$）中，待评价的诊断方法仅仅将 D 判为阴性，而 B 被诊断试验错误地判为阳性，即诊断 B 是假阳性者，是被误诊的非患者。假阳性率是指按"金标准"确定的非患者中诊断试验检查为阳性（错误判为患者）的人数所占的比例。

用公式表示为： $$假阳性率 = \frac{B}{B+D} \times 100\% \qquad (6-5)$$

假阳性率与特异度之和为 1，假阳性率=1−特异度，特异度越高，假阳性率越低，反之亦然。

上述 4 种指标是评价诊断试验真实性的最基本的指标，它们从不同侧面反映了诊断试验的真实性。诊断试验的灵敏度和特异度越高，试验的真实性越好，而假阴性率和假阳性率越低，试验的真实性越好。

诊断试验的真实性评价还可使用以下综合性指标和方法来评价。

5. 约登指数（Youden's index） 又称正确诊断指数，表示诊断试验能够正确地判断患者和非患者的能力。其计算方法是灵敏度与特异度之和减 1。

用公式表示为： $$约登指数 = 灵敏度 + 特异度 − 1 \qquad (6-6)$$

约登指数的取值范围从 0～1，约登指数越接近于 1，诊断试验的真实性越好，反之则越差。

6. 似然比（likelihood ratio，LR） 是诊断试验的结果在患者中出现的概率与非患者中出现的概率之比。似然比是评价诊断试验真实性的重要综合指标，优点是不受患病率的影响，比较稳定。可分为阳性似然比（positive likelihood ratio，+LR）和阴性似然比（negative likelihood，–LR）。

阳性似然比反映的是阳性结果在患者中出现的概率与非患者中出现的概率之比。

计算公式为： $+LR=[A/C1]/[B/C2]\times100\%$ （6-7）

阳性似然比越大的诊断试验，阳性结果的正确率越高。

阴性似然比反映的是阴性结果在患者中出现的概率与非患者中出现的概率之比。

计算公式： $-LR=[C/C1]/[D/C2]\times100\%$ （6-8）

阴性似然比越小的诊断试验，阴性结果的正确率越高。

7. ROC 曲线 在诊断试验中，如果诊断试验的测量值是连续性分布的变量，其诊断试验的灵敏度和特异度是随着诊断试验的阳性界值的不同而变化的，其灵敏度和特异度的变化方向相反，随着灵敏度的升高特异度下降，反之亦然。对诊断指标每一个可能的诊断阳性界值，都能得到一个如表 6-1 所示的四格表，计算出这些四格表的灵敏度 Se 和特异度 Sp，以假阳性率 1–Sp 为横轴，以灵敏度 Se 为纵轴作图，得到的线图即为 ROC 曲线。

ROC 曲线可用于评价诊断试验的诊断能力；确定最佳诊断界值；以及比较两个诊断指标的诊断能力。

二、可靠性评价

可靠性（reliability）又称信度，一致性或重复性，是指在相同条件下重复试验获得相同结果的稳定程度。具体地讲，可靠性是指某一诊断方法重复测量同一受试者时所获结果的一致性。其评价指标包括以下几种：

1. 标准差（standard Deviation，SD） 当诊断试验的结果为计量资料时，可使用标准差来评价诊断试验的可靠性，标准差是方差的算术平方根，一般用 σ 表示，能反映一个数据集的离散程度。

其计算公式为： $$\sigma=\sqrt{\frac{\sum_{i=1}^{n}(x_i-\mu)^2}{n}}$$ （6-9）

公式中 μ 为检测结果的平均值，n 为测量总数。标准差越小，说明诊断试验的检测结果的离散程度越小。

2. 变异系数（coefficient of Variation，CV） 是当诊断试验的结果为计量资料时评价其离散程度的指标，为标准差与均数之比。其消除了量纲，适用于比较两组数据离散程度的大小。

计算公式为： 变异系数=标准差/均数$\times100\%$ （6-10）

一般要求变异系数应小于 10%。其数据大小不仅受变量值离散程度的影响，而且还受变量值平均水平大小的影响。

3. 观察符合率　为两名观察者对同一事物的观察或同一观察者对同一事物两次观察结果一致的百分率。适用于诊断试验结果为计数资料时其可靠性的评价。

其计算公式为：　　　　　观察符合率=（A+D）/N×100%　　　　　　（6-11）

符合率的值越大，诊断试验的可靠性越好。

4. 卡帕值（Kappa value）　同样适用于诊断试验结果为计数资料时，是评价计数资料观察符合程度的常用指标。其计算公式为：

$$Kappa = \frac{N(A+D) - (R_1N_1 + R_2N_2)}{N^2 - (R_1N_1 + R_2N_2)}$$　　　　　　（6-12）

卡帕值的取值范围一般在–1到1之间。由既往研究总结得出，如果0<卡帕值≤0.40，说明诊断试验的可重复性差；如果0.40<卡帕值<0.75，说明该诊断试验具有中高程度的可重复性；如果卡帕值≥0.75，那么该诊断试验的可重复性就被认为很好。临床医生和研究者们可以根据这一指标综合评估诊断试验的可重复性，从而评价诊断试验的可靠性。

5. 诊断试验可靠性的影响因素　一般包括来自研究对象个体间的差异，实验方法相关的差异（包括实验仪器、试剂以及条件等）和观察者的差异。

因此，在诊断开始前，研究者应对影响诊断试验可靠性的因素给予充分的估计，并通过仪器设备统一校准，采用同批次试剂，测量及检查步骤标准化，工作人员严格培训及适宜的检查场所的选择等方面的工作，使这些因素的影响被控制在最低限度。

三、临床实用性评价

诊断试验的临床实用性评价也称作诊断试验的收益（yield）评价，主要是评价应用该诊断试验后能发现多少原来未被发现的患者。使用的主要指标是预测值（predictive value，PV），包括阳性预测值（positive predictive value，+PV）和阴性预测值（negative predictive value，–PV）。

（一）预测值

预测值是评价诊断试验收益的指标，是应用诊断试验结果来估计受检者患病可能性大小的指标，是受检者和临床医生解读诊断试验结果最关注的指标。预测值分为阳性预测值和阴性预测值。

阳性预测值是指诊断试验中真阳性人数占试验阳性结果人数的百分比，即试验阳性者中实际有病者的比例，表示诊断试验结果阳性者患病的可能性或概率。

公式为：　　　　　　　$阳性预测值 = \frac{A}{A+B} \times 100\%$　　　　　　（6-13）

其值受患病率、灵敏度和特异度影响，公式也可表示为：

$$阳性预测值 = \frac{灵敏度 \times 患病率}{灵敏度 \times 患病率 + (1-特异度)(1-患病率)}$$　　　　（6-14）

阳性预测值越大，诊断试验检测阳性结果的人中有病的概率越大。

阴性预测值是指试验真阴性人数占试验阴性人数的百分比，即试验阴性者中实际无病者的比例，表示诊断试验结果阴性者未患病的可能性或概率。

其计算公式为：

$$阴性预测值 = \frac{D}{C+D} \times 100\% \qquad (6-15)$$

也可表示为：

$$阴性预测值 = \frac{特异度 \times (1-患病率)}{特异度 \times (1-患病率) + (1-灵敏度) \times 患病率} \qquad (6-16)$$

阴性预测值越大，诊断试验检测阴性结果的人中没有病的概率越大。

（二）诊断试验临床实用性的影响因素

诊断试验的临床实用性（收益）与诊断试验的灵敏度、人群患病率和重复诊断的次数有关。

1. 诊断试验的灵敏度 在患病率不变的情况下，随着灵敏度的升高，阴性预测值升高，阳性预测值下降；而随着特异度的升高，阳性预测值升高，阴性预测值下降。诊断试验的临床实用性与诊断试验本身有关，如果诊断试验的灵敏度低，无论其他表现如何，其临床实用性都是偏低的。

2. 人群患病率 在诊断试验的灵敏度和特异度不变的情况下，诊断试验的阳性预测值随着诊断人群患病率的升高而升高，但阴性预测值随患病率的升高而降低。人群中的患病率越高，诊断出的患者就越多，临床实用性就越大。

3. 重复诊断的次数 首次诊断检出的患者多，收益大，但在同一人群诊断相同疾病的次数越多，检出的患者会越少，收益变小。

第四节 提高诊断试验效率的方法

一、选择患病率高的人群

诊断试验真实性评价指标中，灵敏度、特异度等指标与诊断试验类型有关，与研究人群无关；阳性/阴性预告值主要受到受试者人群的患病率的影响，如果将诊断试验用于不同患病率的人群时，其阳性/阴性预告值明显不同。

例 选取社区人群，评价发热的体征对肺炎的诊断价值，该人群的肺炎的患病率约为 0.5%，我们虚拟了如表 6-2 数据为例说明诊断试验在不同患病率人群中的诊断效率。

表 6-2 在社区人群中评价发热的体征对肺炎的诊断价值 单位：例

		CT 诊断肺炎	
		患病	未患病
发热	阳性	40	950
	阴性	10	9000

阳性预告值=40/（950+40）×100%=4.04%

阴性预告值=9000/（9000+10）×100%=99.89%

选取医院呼吸科就诊人群，评价发热的体征对肺炎的诊断价值，该人群的肺炎的患病率约为 20%，我们虚拟了如表 6-3 数据为例说明诊断试验在不同患病率人群中的诊断效率。

表 6-3　在医院呼吸科就诊人群中评价发热的体征对肺炎的诊断价值　　单位：例

		CT 诊断肺炎	
		患病	未患病
发热	阳性	50	200
	阴性	50	200

阳性预告值=50/（200+50）×100%=20.00%

阴性预告值=200/（200+50）×100%=80.00%

二、联合试验

通过联合试验能提高诊断试验的灵敏度和特异度。联合试验主要有两种方式：平行试验（parallel tests）和系列试验（serial tests）。

1. 平行试验　也被称为并联试验，当诊断试验包括多个试验因素时，只要有一个试验结果为阳性即认为试验阳性，全部试验为阴性时才认为试验结果为阴性。该试验方法能提高灵敏度、降低特异度。漏掉一个患者会造成严重后果或要尽量减少漏诊率时，则可采取平行试验。

例　为了提高检出肺炎病例能力，采用平行试验设计，提高灵敏度（表 6-4、表 6-5）。

平行试验中：

灵敏度：70/（70+10）×100%=87.5%

特异度：500/（500+520）×100%=49.0%

表 6-4　某医院呼吸科就诊人群应用发热联合咳嗽诊断肺炎的结果（虚拟数据）　单位：例

试验结果		CT 诊断肺炎		
发热	咳嗽	患病	未患病	合计
+	+	30	120	150
+	-	20	200	220
-	+	20	200	220
-	-	10	500	510

表 6-5 某医院呼吸科就诊人群应用平行试验诊断肺炎的结果（虚拟数据） 单位：例

平行试验	CT 诊断肺炎		
发热+咳嗽	患病	未患病	合计
+	70	520	590
-	10	500	510

2. 系列试验　也被称为串联试验，当诊断试验包括多个试验因素时，只有全部试验结果为阳性即认为试验阳性，只要任何一项试验为阴性时即认为试验结果为阴性。该试验方法能提高特异度、降低灵敏度。当误诊可能会造成严重后果时，则可采用系列（串联）试验（表 6-6）。

系列试验中：

灵敏度：30/（30+50）×100%=37.5%

特异度：900/（900+120）×100%=88.2%

表 6-6 某医院呼吸科就诊人群应用系列试验诊断肺炎的结果（虚拟数据）单位：例

系列试验	CT 诊断肺炎		
发热+咳嗽	患病	未患病	合计
+	30	120	150
−	50	900	950

三、多元分析

应用多个诊断指标开展诊断试验，能提升诊断试验效率。二分类诊断结果可采用串联和并联试验设计策略提升诊断试验效率，对于连续型的诊断变量，我们通常会利用多个诊断指标的线性组合作为一个新的指标，再用这个新的指标作为诊断依据。

以医院就诊肺炎筛查患者为研究对象，在联合咳嗽和发热两个诊断指标的同时，考虑患者的年龄，CT 诊断金标准作为结局变量。采用多因素 logistic 回归构建联合诊断因子，根据病例的一般特征及变量构建数据库，明确变量赋值类型（表 6-7、表 6-8）。

表 6-7 部分病例一般情况（虚拟数据）

CT 诊断肺炎（例）	咳嗽（例）	发热（例）	年龄（岁）
0	0	0	58
0	1	0	59
0	0	0	27
0	0	0	60
0	0	0	35

续表

CT 诊断肺炎（例）	咳嗽（例）	发热（例）	年龄（岁）
0	0	1	62
0	0	0	63
0	0	0	35
0	0	0	63
0	0	0	63
0	0	0	63
1	1	1	75
1	1	0	64
1	1	0	86
1	0	1	64
1	0	1	80
0	0	0	65
0	0	0	65
0	0	0	54
0	0	0	35
0	0	0	63
0	0	0	63
…	…	…	…

表 6-8 相关变量的赋值说明

变量	赋值
CT 诊断结果	阳性=1；阴性=0
咳嗽	咳嗽=1；不咳嗽=0
发热	发热=1；不发热=0

采用 SPSS 26.0 软件进行分析，具体操作如图 6-4 所示。

logistic 回归分析：选择分析→回归→二元 logistic。

将因变量 CT 诊断肺炎放入因变量框中，将纳入模型的自变量咳嗽、发热和年龄变量选入协变量中，设置分类变量，选择"Enter"的自变量筛选方法；点击"保存"→选择"概率"→点击"继续"（图 6-5）。

运行 logistic 回归分析后，软件会自动生成每一位受试者的预测概率（PRE_1）（图 6-6）。

选择"分析"→"ROC 曲线"，将"CT 诊断肺炎"送入状态变量框中，"预测概率【PRE_1】"和"咳嗽""发热"同时送入检验变量中，并在状态变量值框中填"1"→点击"确定"（图 6-7），即可得到 ROC 曲线。

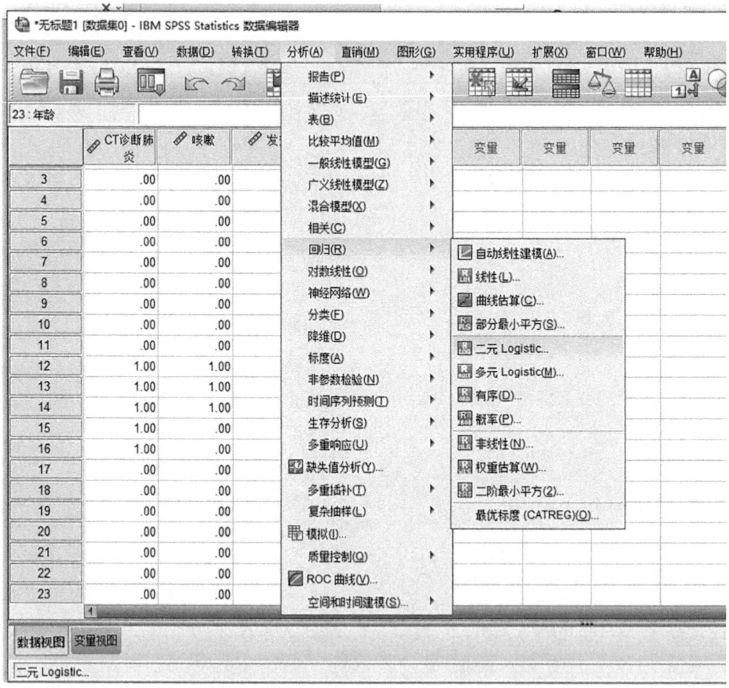

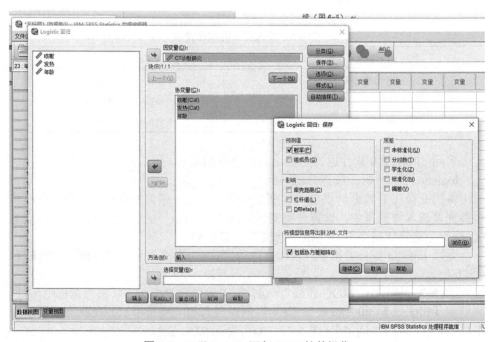

图 6-4 二元 logistic 回归 SPSS 软件操作

图 6-5 二元 logistic 回归 SPSS 软件操作

	CT诊断肺炎	咳嗽	发热	年龄	PRE_1	变量	变量	变量
1	.00	.00	.00	58.00	.16100			
2	.00	1.00	.00	59.00	.29616			
3	.00	.00	.00	27.00	.19864			
4	.00	.00	.00	60.00	.29962			
5	.00	.00	.00	35.00	.12564			
6	.00	.00	1.00	62.00	.18339			
7	.00	.00	.00	63.00	.29099			
8	.00	.00	.00	35.00	.11597			
9	.00	.00	.00	63.00	.17249			
10	.00	.00	.00	63.00	.14589			
11	.00	.00	.00	33.00	.17249			
12	1.00	1.00	1.00	64.00	.19930			
13	1.00	1.00	1.00	48.00	.29441			
14	1.00	1.00	1.00	64.00	.24256			
15	1.00	.00	.00	80.00	.18840			
16	1.00	.00	1.00	65.00	.23221			
17	.00	.00	1.00	65.00	.29786			
18	.00	.00	.00	54.00	.29786			
19	.00	.00	.00	35.00	.16440			
20	.00	.00	.00	63.00	.12564			
21	.00	.00	.00	63.00	.29099			

图 6-6 二元 logistic 回归 SPSS 软件操作

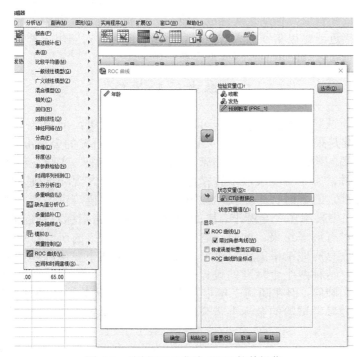

图 6-7 绘制 ROC 曲线 SPSS 软件操作

第五节　常见偏倚

一、检查偏倚

在开展诊断试验研究时，部分研究对象的诊断试验结果为阳性，部分为阴性。这种情况下，有些研究仅对诊断试验结果为阳性的研究对象进行下一步的金标准方法予以确诊，而对诊断试验结果为阴性的研究对象，不再进行检查就认定为无病。这就有可能造成在认定无病的人群中，包含有一定比例的假阴性人群，进而导致计算出来的灵敏度较高。这样造成的偏倚称为检查偏倚。

二、疾病谱偏倚

研究对象的选择应该结合研究目的，制定恰当的纳入排除标准，使得研究对象能够较好地代表目标人群。比如纳入肺癌患者，应纳入肺癌的各种分型、分期；若研究目的仅分析肺腺癌患者，则应按照纳入排除标准，纳入符合要求的包含各种分期的肺腺癌患者，同时尽可能保证研究对象不同分期的比例与实际该类患者的分期比例一致。此外，研究对象的年龄、性别、伴随病、并发症等，也可能会影响其代表性，在进行筛选时也应予以考虑。对照组选择上，要考虑与病例组的鉴别诊断意义。有的研究仅纳入完全无症状的相对健康人群，与病例组进行比较，得到较高的诊断价值，但缺乏实际应用意义。真正在临床实践中，应考虑与病例组症状较为接近或难以鉴别的人群组成对照组。此外，对照组人群选择也要考虑代表性，即与实际对照组的目标人群保持一致。

三、参考试验偏倚

部分诊断试验研究，其金标准可以是病理、手术等；但相当一部分诊断试验，其金标准是采用当时的指南、共识等，甚至有些研究的金标准是主观标准。比如心力衰竭的诊断标准需综合临床表现、影像学特征、实验性检查等。在研究该类疾病时，应尽可能采取多种措施保证金标准的客观和准确。即使是相对客观的金标准，随着时代进步技术改革，其方法、界值等也可能发生变化。此外，部分研究中采用多个金标准，比如为评价某个代谢指标对肺癌的诊断价值，仅部分研究对有病理结果，此时作者提出，有病理结果的研究对象采用病理作为金标准；没有病理结果的研究对象，以 2 年随访期未发生肺癌作为金标准判断其无肺癌。这种两个金标准的设计有可能造成偏倚，即部分研究对象在研究设计时本来无肺癌，但在随访 1 年半发生了肺癌，导致其被错误划分到病例组。这些由于作为参考试验的金标准带来的错误诊断进而导致的偏倚，称为参考试验偏倚。

四、其他偏倚

诊断试验研究中，在研究对象、金标准、诊断结果判读等诊断试验实施的多个环节均可能存在偏倚。除外上述提到的检查偏倚、疾病谱偏倚、参考试验偏倚，还有疾病进展偏倚、缺乏无病人群试验结果的信息偏倚、评价偏倚等。研究者可以参考 QUADAS（quality assessment of diagnostic accuracy studies）工具，在研究对象选择、待评价试验执行、金标准确定和执行、研究流程等多个环节，避免或降低诊断试验中的常见偏倚。QUADAS 2003 年由英国约克大学的学者研制，经过了广泛应用，2011 年升级改进为 QUADAS-2，目前已被 Cochrane 协作组和英国国家卫生与临床优化研究所等机构推荐使用。

第六节　研　究　实　例

一、诊断试验实例解析

1. 文献题目及来源

题目：冠状动脉病变与血脂及载脂蛋白水平关系的研究。期刊：解放军医学杂志. 1990.15（6）：439-442。

2. 研究背景

血清总胆固醇（total cholesterol，TC）、低密度脂蛋白胆固醇（low density lipoprotein cholesterol，LDL-c）、高密度脂蛋白胆固醇（high density lipoprotein cholesterol，HDL-c）和载脂蛋白 A_1（apolipoprotein A_1，apoA_1）、载脂蛋白 B（apolipoprotein B，apoB）水平可作为冠心病高危人群筛检和预测的危险因素。由于诊断标准、检测方法的不同，血脂和载脂蛋白在冠心病的临床诊断及预后预测的价值争论较多，尚无一致结论。

3. 研究目的

本文旨在以冠状动脉造影为冠心病的诊断标准，采用世界卫生组织（WHO）推荐使用的血脂类测定方法，尝试探讨和评价血脂及载脂蛋白水平在冠状动脉病变诊断中的价值。

4. 研究设计及方法

（1）研究对象来源：1986～1988 年第四军医大学西京医院经冠状动脉造影确诊的冠心病患者和同时期进行健康体检的人群。

（2）统计学方法：采用 t 检验、多元相关和多元逐步判别分析。统计运算在 Sun-68000 型计算机上完成。

5. 实施盲法

血标本标签密封后由他人混合并重新编号，盲法分批测定上述指标，分析前一次性解密统计。

6. 研究对象

（1）病例组：1986～1988 年第四军医大学西京医院经冠状动脉造影确诊的冠心病患者 100 名（男 77 名、女 23 名）。

（2）对照组：包括冠状动脉造影正常患者 38 名、按临床诊断标准（1980 年

全国内科学术会议）排除冠心病的住院患者 36 名和体检人群中随机抽取的健康对
照 67 名，共计 141 名（男 95 名、女 46 名），全部对照组病例经心电图平板运动
试验检查均为阴性。

7. 金标准选择　1980 年全国内科学术会议确定的临床诊断标准。

8. 主要研究结果

（1）均衡性检验：病例组和对照组在年龄、籍贯、居住地及年限、职业构成
等方面经统计学检验，均未见显著性差异。即两组间的可比性较好。两组的平均
年龄为（54.4±7.4）岁、（52.4±6.3）岁。

（2）血脂各组分间的相互关系：经多元相关分析表明，TC、LDL-c 和 apo-B
间，HDL-c 及 HDL_2-c 与 $apoA_1$ 间有明确的正相关关系（相关系数 γ 分别为 0.46、
0.50、0.39、0.40，P 值均<0.01）；而 HDL-c 与 LDL-c，HDL_2-c 与 TC、LDL-c，
$apoA_1$ 和 apoB 之间则呈负相关（γ 为–0.24，–0.26，–0.23，–0.31，P<0.01）。据
此及文献，本文引入下列联合指标：LDL-c/HDL-c、HDL_2-c/TC、HDL_2-c/LDL-c、
$apoB/apoA_1$。

（3）血脂各项指标与冠状动脉病变的关系

1）冠状动脉病变支数。表 6-9 结果显示，在控制了年龄、体重指数等因素后，
TC、TG、LDL-c 在病变累及 2 支以上时才有所反映；而 HDL-c、HDL_2-c、$apoA_1$、
apoB 及 4 个比值指标不仅在病变组与造影正常组间相差显著，而且有随病变支数
增多而呈规律性下降（HDL、$apoA_1$ 等抗动脉硬化组分）或升高（LDL，apoB 等
促动脉硬化组分）的趋势。其中 HDL_2-c、apoB 和 $apoB/apoA1$ 这 3 项在 1 支病变
组与 2 支以上病变组间亦有显著性差异。

2）冠心病临床症状。对比分析发现，心肌梗死组 HDL-c、HDL_2-c 及其比值
和 $apoA_1$ 水平较心绞痛组低，而 TC、apoB 和 $apoB/apoA_1$ 水平则明显高于心绞痛
组，其差异均达到统计学显著性水平。

3）冠心病与某些脂代谢疾患间各项血脂水平的比较。为了评价各血脂组分在
冠心病鉴别诊断中的意义，本研究还观察了一个与病例组和对照组均有可比性的
疑似组患者的血脂水平。它包括脑血管造影确诊的脑动脉硬化 14 例、依赖性糖尿
病 11 例和心电图运动试验阳性 16 例，共计 41 例。三组间比较结果显示的趋势是：
HDL-c（$apoA_1$）系列指标的水平，对照组较高，疑似组次之，冠心病组最低；而
LDL-c（apoB）系列指标的变化则与之相反；其中 HDL_2-c、HDL_2-c/LDL-c、$apoA_1$
和 $apoB/apoA_1$ 4 项标准在三组间有明显差异。

（4）多元逐步判别分析：多元逐步判别属概率型判别方法，以个体归属某类
的概率（或判别函数值）最大或错分总平均最小为准则。判别效用用内部回代及
外推检验的符合率评价。本文将 138 例造影确诊患者的上述各项血脂数据共 13
个变量进行了此类分析。经尝试以阀门值 1.20 时选入的 x_1（TC）、x_3（LDL-c）、
x_7（$apoA_1$）、x_8（apoB）、x_{12}（$apoB/apoA_1$）、x_{13}（HDL_2-c/LDL-c）6 项指标组成
的判别函数效果较好。以冠状病变情况为因变量 Y（冠状狭窄>50%为标准），Y_1
为一支病变、Y_2 为两支以上病变，Y_3 为冠状动脉造影正常。随机抽取 102 例为训
练样本，余 36 例为验证样本。其判别函数式如下：

表6-9 冠状动脉病变支数与血脂各组分水平的关系（$\bar{x}\pm S$）

病变支数	n	TC (mmol/L)	TG (mmol/L)	LDL-c (mmol/L)	HDL-c (mmol/L)	LDL-c/HDL-c	HDL$_2$-c (mmol/L)
0	38	4.48±0.78	1.19±0.51	2.66±0.75	1.35+0.18	1.96±0.58	0.83±0.13
1	35	4.79±0.73	1.22±0.48	3.03±0.68	1.18±0.17**	2.65±0.78**	0.80±0.16
2	28	4.78±0.71	1.23±0.68	3.14±0.68	1.19±0.16**	2.98±0.84**	0.79±0.18
3	37	5.26±0.84**	1.41±0.62*	3.44±0.79△**	1.11±0.24**	3.33±0.95△**	0.80±0.20

病变支数	HDL$_2$-c (mmol/L)	HDL$_2$-c/TC	HDL$_2$-c/LDL-c	apoA$_1$ (g/L)	apoB (g/L)	apoB/apoA$_1$
0	0.53±0.11	0.12±0.02	0.22±0.07	1.10±0.20	0.75±0.15	0.71±0.22
1	0.38±0.09**	0.08±0.02**	0.13±0.05**	0.93±0.15*	0.94±0.17*	1.04±0.26**
2	0.32±0.11△**	0.07±0.03**	0.11±0.05△**	0.82±0.16△**	1.07±0.21△**	1.27±0.27△△**
3	0.31±0.09△△**	0.06±0.02**	0.09±0.04△△**	0.80±0.17△△**	1.16±0.24△△**	1.43±0.35△△**

注：各支病变组与对照组比较*$P<0.05$，**$P<0.01$；两支以上病变组与一支病变组比较 △$P<0.05$，△△$P<0.01$

$$Y_1=-72.993+0.245x_1-0.004x_3+0.558x_7-0.174x_8+35.212x_{12}+169.107x_{13} \quad （6-17）$$

$$Y_2=-73.277+0.282x_1-0.053x_3+0.557x_7-0.172x_8+38.178x_{12}+153.804x_{13} \quad （6-18）$$

$$Y_3=-83.580+0.288x_1-0.020x_3+0.605x_7-0.235x_8+37.054x_{12}+200.595x_{13} \quad （6-19）$$

判别函数的假设检验结果表明，各类别间的判别均有统计学意义。其函数的回代检验符合率为80.39%，外推检验的符合率为77.78%（表6-10），并计算相应的评价指标：灵敏度（sentivity）、特异度（specifity）和约登指数。并与仅由TC、TG、LDL-c、HDL-c等常规指标导出的判别函数结果比较（表6-11）。提示：HDL亚组分和载脂蛋白指标体系的引入有助于提高对冠状动脉病变程度的估计精度。该判别函数对2支以上病变者的判别较为特异和敏感，各项评价指标较传统血脂指标提高了30%～50%，提示可作为冠心病非创伤性诊断的指标体系之一。

表 6-10　判别函数的外推检验

判别函数分类	造影分类				符合率（准确度）
	1	2	3	合计	
1	6	2	3	11	
2	2	14	0	16	77.78%
3	1	0	8	9	
合计	9	16	11	36	

表 6-11　两种判别函数判别效果比较

项目	评价指标	1支病变	2支以上病变	冠状动脉造影正常
血脂各组分指标	Se	66.67%	87.50%	72.73%
	Sp	81.48%	90.00%	96.00%
	YI	0.4815	0.7750	0.6873
血脂传统指标	Se	22.22%	37.50%	45.46%
	Sp	85.19%	60.00%	56.00%
	YI	0.0741	−0.0250	0.0146

9. 讨论

（1）关于对照组的构成。本文的对照组选择造影正常者、医院对照和人群对照三种的目的在于避免因冠状动脉造影适应证所带来的入院选择偏性和暴露偏性。经统计学检验表明，三种对照组间的内部构成基本一致。故可分别或合并与病例组进行比较和分析。

（2）血脂各组分与冠心病的关系。国外的造影、尸检和定群研究表明，血清TC、LDL-c、LDL-c/HDL-c与冠状动脉粥样硬化程度呈正相关，HDL-c则呈负相关。在预测动脉粥样硬化发生趋势上apoB和apoA₁比LDL和HDL更有意义，且有取代后者的趋势。但对其在临床个体中的诊断及鉴别意义尚有争议。本文结果提示，在反映体内冠状动脉病变程度上，血脂各组分的测定仍有很高的参考价值。

其中 HDL$_2$-c、apoA$_1$、apoB 及它们的比值较传统血脂常规 TC、TG、LDL、HDL 等更为敏感和特异，说明血脂各组分的代谢水平与冠心病的临床表现和发病进程有某种规律性的内在联系。作者运用该指标体系建立了对冠状动脉病变程度进行数学模型估计的判别函数式，其预测值与冠状动脉造影结果的符合率近 80%，判别效率较传统指标体系提高了 30%～50%。

（3）血脂分析在冠心病鉴别诊断中的意义。本文对冠心病组、对照组和疑似组间的对比分析提示：①HDL$_2$、apoA$_1$、apoB 及其比值较传统指标可以更敏感地反映冠心病与其他脂代谢疾病的不同，因此新指标的引入对三组间的鉴别可能有一定的临床意义；②冠心病组与疑似组间在 HDL$_2$、apoA$_1$、apoB 水平上的差异，除有其代谢机制的差异外，亦可能反映了动脉粥样硬化在全身发生发展的渐进过程。其假说及机制尚待探明。

综上所述，脂质和载脂蛋白两类构成的测定比单一成分测定、联合（比值）指标较单一指标对冠心病的诊断、治疗及预后判断更有价值。其判别函数的建立，可作为非创伤性计算机辅助计量鉴别诊断的方法之一应用于临床。

二、诊断试验文献评价

1. 该研究中冠状动脉病变是否与合适的"金标准"进行了比较　本文献中，冠状动脉病变的诊断标准：根据 1980 年全国内科学术会议制订的临床诊断标准，其判定依据来源于第四军医大学西京医院，文章发表于 1990 年，"1980 年全国内科学术会议制订的临床诊断标准"可能是当时诊断冠状动脉病变行业内公认的金标准。但文中仍需进一步明确"1980 年全国内科学术会议制订的临床诊断"的内容。

2. 血脂测量与金标准的比较，是否采用了独立、盲法的方法　本研究的冠状动脉病变结局均来源于医疗机构信息，与血脂测量是互相独立进行评价，根据文中"血标本标签密封后由他人混合并重新编号，盲法分批测定上述指标，分析前一次性解密统计"的表述，本研究采用了盲法。

3. 血脂检测是否进行了统一标准的测量和相关不良结局评价　是的。本文中血脂测定方法：TC 为酶法；甘油三酯（triglyceride，TG）为乙酰丙酮法；HDL-c 及亚组分采用磷钨酸钠-Mg^{2+}沉淀法分离，上清由胆固醇酶法测定。LDL-c=TC–（1/5TG+HDL-c）。apoA$_1$ 和 apo-B 采用免疫比浊法，在 SP8-100 型紫外分光光度计上测定。参考血清采用美国疾病控制中心（CDC）次级定值血清[经国际免疫学联合会（IUIS）/WHO apoA$_1$ 及 apoB 参考血清标化]。其抗血清及定值血清均由国家卫生部老年医学研究所生化室提供，且与该实验室进行上述血脂项目测定的双盲质控，其波动范围均在允许误差之内。

该研究的冠状动脉病变信息均来源于第四军医大学西京医院。

4. 请结合合本文研究背景，评价该临床实践中采用该项诊断试验的优缺点
（1）优点
1）相比于冠状动脉造影确诊冠心病，通过检测血脂及载脂蛋白水平来诊断冠心病对就诊患者具有无伤害性、极大的便利性，同时可以提高潜在冠心病患者的检测率和依从性。

2）通过该方法预测，预测值与冠状动脉造影结果的符合率近 80%，具备较高的临床价值。

（2）缺点

1）鉴于研究对象的代表性较差，其结果在其他医院或其他地区的患者的外推性受到限制。

2）血脂各项指标在病例组及不同组别间的变化，其假说及机制尚待探明。

5. 该研究是否有可重复性和可再现性 是，但有一定的局限性。诊断试验的可重复性（repeatability）是指在同等条件下，同样的研究对象，诊断试验结果仍然可以重复；其可再现性（reproducibility）是指同样的试验设计和条件，不同的试验地点或人群中，试验结果可以再现。诊断试验的可重复性和可再现性反映了该诊断实验的稳定程度。

该文献研究对象来自于某地区的一家三甲医院，冠状动脉病变的临床标准统一，技术上可靠精确，相关操作调查规范，血脂测量简单易行，可重复性高。然而该研究样本代表性无法外推到其他人群，因此其结果在其他地区或其他医院的可再现性存疑。

（刘　森　杨姗姗　王盛书）

第七章　系统评价与 meta 分析

　　随着现代医学科学的不断深入和发展，大量的医学研究证据正以惊人的速度产生，为临床和预防工作者、卫生管理者、甚至患者都提供了大量的决策所需的信息。如何从浩瀚如烟的医学研究证据中快速、高效地获取所需要的信息，以进行科学决策，已成为巨大挑战。在决策中，系统评价（systematic review）已被公认为对某一特定问题的研究证据进行科学的评价和综合的最佳手段。系统评价能针对某一具体医学研究问题，采用一套规范、科学的方法全面收集、认真选择、严格评价和科学分析相关研究资料，得出综合可靠的结论。当系统评价用定量合成的方法对资料进行了统计学处理时称为 meta 分析（meta-analysis）。系统评价和 meta 分析在从提出至今的这几十年间得到了广泛的应用和发展，作为可靠的证据来源指导临床实践和卫生决策。

第一节　概　　述

一、系　统　评　价

　　系统评价（systematic review，也有翻译为系统综述）是一种全新的文献综合方法，指针对某一具体临床问题（如病因、诊断、治疗、预后），系统、全面地收集所有已发表或未发表的相关临床研究，采用临床流行病学的原则和方法严格评价文献，筛选出符合质量标准的文献，进行定性或定量合成，得出综合可靠结论的过程。"系统"和"评价"是其重要特点。"系统"指要系统、全面地搜集某临床问题的全部原始研究。"评价"指要严格按照流行病学方法学评价标准对所纳入研究进行质量评价。系统评价既可以是定性的，也可以是定量的。当系统评价用定量合成的方法对资料进行了统计学处理即为 meta 分析。

二、meta 分析

　　meta 分析（meta-analysis）是应用统计学方法对研究目的相同、相互独立的多个研究的结果进行定量统计合成的过程和方法。目前对 meta 分析的概念理解有广义和狭义之分，广义的 meta 分析即指当系统评价使用定量合成时，而对 meta 分析狭义的理解，认为其只是一种定量合成的统计处理方法。

三、系统评价和 meta 分析的区别

　　目前系统评价和 meta 分析两个名词常被混用，其实两者是存在一定区别的。系统评价不一定都是 meta 分析，可以是定量的，也可以是定性的。如果缺乏相关

的或可靠的资料，或研究之间有显著的异质性时，则不进行 meta 分析，只进行定性的系统评价。

四、系统评价和 meta 分析的分类

系统评价和 meta 分析可按照不同的原则来进行分类。

根据评价的临床问题来进行分类，系统评价和 meta 分析可分为病因、诊断、治疗、预后、卫生经济学等系统评价和 meta 分析。

根据纳入原始研究文献类型来进行分类，可分为临床对照试验、观察性研究系统评价和 meta 分析。

根据进行系统评价时纳入原始研究的方式，可分为前瞻性、回顾性和累积性系统评价和 meta 分析。

五、系统评价和 meta 分析的目的

系统评价包括 meta 分析作为一种重要的研究方法，能有效地达到以下几个目的：

1. 使证据使用更加方便 我们正处于一个信息爆炸的时代，全世界每年约有 200 多万篇医学论文在 2.2 万多种生物医学杂志上发表，而期刊杂志和文献的数量每年又以 7% 的速度递增。面临如此浩瀚如烟而又良莠不齐的研究证据，决策者需要系统的评价，并有效地整合已有的信息，从而为合理的决策提供依据。系统评价能够综合目前已有的所有研究结果，提供出科学可靠的结论，使得证据的使用更加方便。

2. 提供科学可靠的证据 针对某一个研究问题的研究，多中心、大规模的随机对照试验能够为决策者提供高质量的证据，但是大规模的随机对照试验消耗人力、财力和时间，由于各种条件的限制，多数单位没有条件开展大规模的随机对照试验，大多数研究规模都较小，纳入的研究对象数量有限，因此质量良莠不齐，得出的结论可靠性不足。而系统评价能够根据预先提出的某一具体研究问题，采用经过预先设计的方法，对全部相关的研究结果进行收集、选择和评估，增大了样本量，减少了各种偏倚和随机误差，提高了统计检验效能，得出科学可靠的综合性结论。因此，高质量的系统评价和 meta 分析被认为是质量级别最高的证据，为决策者提供科学可靠的证据。

3. 评价文献中各研究结果的一致性，发现某些单个研究未阐明的问题 并且由于研究对象、研究设计、研究实施等方面的不同，再加之随机误差的影响，针对某一研究问题的各个研究之间的结论往往并不一致。而系统评价和 meta 分析能够得出一个综合性的结论，从而解决不同研究的矛盾结果，发现某些单个研究未阐明的问题。1987 年科克伦（Cochrane）根据妊娠与分娩的随机对照试验结果撰写的系统评价，成为系统评价的里程碑，是获得有力证据、推广临床有效措施的典范。过去关于短程类固醇皮质激素疗法治疗先兆早孕产妇的试验结果并不一致，在 1972 年发表了有关该疗法的第一篇随机对照试验，直至 1991 年，已有 7 个相

关的随机对照试验报道，但这 7 个试验中，5 个研究都显示接受类固醇皮质激素治疗组与接受安慰剂治疗组相比，其早产儿病死率并无差异。直至 1989 年，由于没有进行相关的系统评价分析和报道，多数产科医师并未认识到该项治疗措施的效果，成千上万的早产儿可能因其母亲未接受相应治疗而死亡，并耗费更多不必要的治疗费用。Cochrane 的系统评价第一次明确肯定了，氢化可的松可降低新生儿死于早产并发症的危险，使早产儿病死率下降 30%~50%，解决了不同研究的矛盾结果，对推广该项治疗措施起到了举足轻重的作用。

4. 避免重复研究　20 世纪 70 年代，积累起来的多项临床试验资料已经得出溶栓疗法对急性心肌梗死有效的结论，但是由于没有对这些资料进行系统评价或 meta 分析，溶栓疗法面临几乎被淘汰的危险。80 年代中期，虽然有人进行了有关的 meta 分析，得出溶栓疗法对急性心肌梗死有效的结论，但人们对此方法不了解和不信任，在实践中得不到推广。80 年代后期，两项大规模的临床试验（GISSI-1 和 ISIS-2）得到结果后，医学界才接受溶栓疗法对急性心肌梗死有效且利大于弊的科学结论。

科学研究是螺旋式上升的过程，系统评价能对某一科学问题已有的研究进行系统回顾和总结，对于某些问题，通过系统评价发现已经有了确定的答案，就不需对此再投入更多进行重复研究。

5. 为流行病学研究提供方向　系统评价可提供所研究的相关问题的历史、现状和存在问题等的全貌，作为选题立题的依据，帮助研究者借鉴已有的研究成果，找出有价值的科研选题。

第二节　研究设计与实施

系统评价需按照严格、系统的方法来进行设计和实施，高质量的系统评价和 meta 分析能够解决不同研究之间结果的不一致，并提出建议，为临床实践、医疗决策和今后的研究导向。但如果进行系统评价或 meta 分析的方法不恰当，得出的结果可能并不准确可靠，提出的建议或导向也将成为误导。因此，系统评价的方法和步骤的正确与否，对其结果和结论的真实性、可靠性起着决定性的作用。

一、选题、拟定研究计划

选题是做好系统评价的第一步，也是决定该系统评价是否能够为医疗保健措施的管理和应用提供重要决策依据的第一步。系统评价的选题应主要来源于临床实践，着力解决目前存在争端的临床问题，如存在争议的预防治疗措施、不明确的病因、不确定的影响预后的因素等，以帮助临床和预防以及医疗管理人员做出决策。同时，要考虑该选题的可行性。当初步选定研究题目后，还应初步地进行检索，明确针对该选题，是否已经存在系统评价或 meta 分析，如果不存在，那么该选题具有实施的意义；如果已经存在，那么该系统评价或 meta 分析是什么时候开展的，是否已经过时，需要更新。或者该系统评价或 meta 分析的质量如何，是否质量不高，需要补充。如果需要更新或者补充，该选题也具有实际意义。接着，应通过初步检索，了解有关该题目现有的原始文献的数量，如果原始研究文献数量太少，仅为一两篇，那目前还没有开展系统评价或 meta 分析的条件。

经过初步检索，明确了选定的题目后，可以采用 PICO_S 模式将研究问题结构化。即将问题转化为以下五个基本成分：①研究对象或受试者是什么人？（participants）；②干预措施是什么？（interventions）；③比较是什么？（comparison）；④临床结局是什么？（outcomes）；⑤研究设计是什么？（study）。

通过将题目转化为以上几个部分，实现精练研究的目的，因此以上几个问题必须明确、定义清楚。例如，药物治疗是否能降低轻、中度老年高血压患者的长期病死率。可以采用 PICO_S 模式将该研究问题结构化，将以上几个问题定义明确。第一，研究对象"轻、中度老年高血压患者"定义为年龄大于 60 岁的门诊患者，收缩压为 140~179mmHg，舒张压为 90~109mmHg。第二，干预措施"药物治疗"定义为血管紧张素转化酶抑制剂、血管紧张素受体拮抗剂、钙拮抗剂、利尿剂、β 受体阻滞剂、α_1 受体阻滞剂、中枢性抗高血压药、直接扩血管药。第三，比较是和安慰剂进行比较。第四，临床结局"长期病死率"定义为随访期大于 1 年出现的总病死率和心脑血管疾病病死率。第五，研究设计是随机对照试验。

系统评价的题目确立后，需要制定计划书，内容包括系统评价的题目、背景资料、目的、检索文献的方法及策略、选择合格文献的标准、评价文献质量的方法、收集和分析数据的方法等。后续的步骤应严格遵循课题计划书进行，不应随意改动，更要避免作者根据原始文献的数据信息和结果改变系统评价的题目及内容，导致结论的偏倚。

二、检 索 文 献

系统评价中的"系统"指要系统、全面地搜集某临床问题的全部原始研究，这是系统评价与叙述性文献综述的主要区别之一。因此在文献检索时，要多途径、多渠道、最大限度地收集相关文献。在检索途径方面，除了平时常用的电子期刊数据库，如 Medline、EMbase、荷兰文摘、Cochrane 协作网及 OVID 等，还要通过参考文献的追溯、临床试验注册登记系统、手工检索等途径来获取文献。此外，还应特别注意收集"灰色文献（grey literature）"，即未正式发表的文献，这些文献往往包含阴性结果，而此类阴性结果一般较少被投稿或接收发表，因此如果系统综述只包括那些发表的文献，可能阳性结果较多，而忽略了这些阴性结果，导致假阳性，造成了"发表偏倚（publication bias）"。所以要注意收集未发表的学位论文、制药工业的报告、会议论文等，这些未发表的文献可能含有大量阴性结果。在检索语言方面，为了避免语言偏倚，应避免单一语种检索。尽力全面、系统地获得相关的原始文献。请教文献检索领域的专业人员来制定合理的检索策略，并熟练应用 Endnote 等文献管理软件，能事半功倍地全面、系统、无偏地检索文献。

为避免漏掉一些文献，可以采取两人独立检索文献，再对检索结果进行核对，查漏补缺。

三、筛 选 文 献

在拟定研究计划的时候就制定好了选择文献的纳入和排除标准，在通过各种途径检索到文献之后，需要按照之前拟定的纳入排除标准来进行选择合格的研究。纳入排除标准的制定原则主要是判断文献是否符合之前制定的研究题目，可以按照之前结构化的 PICO_S 模式将问题细化，逐一比照判断。

文献的筛选通常按照以下流程进行。首先，阅读标题和摘要：阅读所有收集到的文献的标题和摘要，比对纳入排除标准，初步判断文献是否符合纳入标准。可能符合纳入标准者予以保留，肯定不符合者则排除。其次，阅读全文。详细阅读上一步初步筛选认为可能符合纳入标准的每一篇文献的全文，仔细比对纳入标准。肯定符合纳入标准者，则纳入系统评价。肯定不符合者，则予以排除，不再录用。对于文中提供的信息不全面而无法确定是否应该纳入系统评价时，应该联系原作者补充上有关信息后再决定是纳入还是排除。为了清晰明了地表示出文献筛选的过程，通常将整个选择文献的过程详细地描绘出来，即绘制筛选文献流程图。在筛选文献流程图中，应该清晰地标明收集文献的数量、因不同原因排除文献的数量、最终纳入研究的文献数量、每一步排除的具体原因。

四、质 量 评 估

系统评价中的"评价"指要严格按照流行病学方法学评价标准对所纳入研究进行质量评价。因为系统评价是基于原始研究而进行的综合分析，原始研究的真实性和可靠性将直接影响到系统评价的质量。如果原始研究的质量不高，那么基于此的系统综述更是难以得出高质量的可信结论。如果盲目地将质量不同的研究结果进行合并分析，最终可能会得出有偏差的结论。因此，对于入选的文献，应该根据流行病学评价文献质量的原则和方法，对每个研究进行质量评估，主要是评价该研究在设计、实施和分析过程中的系统误差和随机误差。另一方面，文献质量评价的结果还可以用于制定原始文献的纳入阈值标准，用以解释不同文献结果差异的原因，或是在 meta 分析时作为敏感性分析和亚组分析的划分标准。

文献的质量评价应至少包括以下两个部分：

1. 内部真实性　指研究结果与实际研究对象真实情况的符合程度。主要考虑研究设计和实施过程中各种偏倚的影响，如选择偏倚、测量偏倚、失访偏倚等。

2. 外部真实性　指研究结果能否推广应用到研究对象以外的人群。主要考虑研究对象的选择、干预措施的实施方法、结果的获取方法等方面的标准是否能够推广应用。

目前，尽管评价文献质量的方法和工具较多，但缺乏"金标准"。评价工具目前主要分为清单或一览表（checklist，即有许多条目，但只打钩、不评分）和量表评分（scale，即有许多条目，每个条目均给予评分，然后按照每个条目相同或不同的权重来进行加权评分)。针对不同的研究类型有不同的质量评价工具。

对于随机对照试验,其质量评价工具发展得最为丰富和完善。到 1996 年,用于评价随机对照试验质量的有 9 种清单和 60 余种量表,分别有 3~57 个条目,需要耗时 10~45 分钟完成。在此基础上,Jadad 于 1996 年发布了 Jadad 量表。该量表评价标准准确客观,并且简单明了,因此迅速得到了广泛认可和使用,成为评价随机对照试验质量的重要工具。但是科克伦(Cochrane)系统评价员手册 5.0 及以后版本中指出了该量表的诸多不足,而不推荐使用,要求采用由 Cochrane 协作网的方法学家、编辑和系统评价员共同制定的新的"偏倚风险评估"工具,包括 6 个方面,分别是随机分配方法、分配方案隐藏、盲法、结果数据的完整性、选择性报告研究结果、其他偏倚来源,将研究按这 6 个方面评价为低风险、高风险或是不明确。偏倚风险评价结果不仅采用文字和表格描述,还可以采用图示,更形象、直观地反映偏倚情况。此评估工具对每一条的判断均有明确标准,减少了评估者主观因素的影响,保证了评估结果具有更好的可靠性。

对于观察性研究,主要包括横断面研究、病例对照研究、队列研究。观察性研究的质量评价工具主要有纽卡斯尔-渥太华量表(Newcastle-Ottawa scale,NOS)、英国牛津循证医学中心文献严格评价项目清单(critical appraisal skill program,CASP)、美国卫生保健质量和研究机构评价标准(agency for healthcare research and quality,AHRQ)等。NOS 的制作很好地结合了病例对照研究和队列研究的实际,从随机对照试验评价方法中得以引申,能较好地应用于非随机对照试验的系统评价,已被 Cochrane 协作网的非随机研究方法学组用于培训中并推荐使用,但 NOS 没有包含横断面研究的评价。AHRQ 横断面研究评价标准较为客观。两者可结合使用。诊断性研究的质量评价发展较晚,QUADAS 是 2007 年发展起来的首个诊断性研究的质量评价工具。

为避免质量评价易受到不同评价人员的主观影响,导致偏倚,可考虑一篇文章由多人或盲法选评,对选评文献过程中存在的分歧,可通过共同讨论达成一致意见或请第三方评议解决。若多人选择文献时,应计算不同评价者间的一致性(Kappa 值)。

五、资料提取

根据制定好的资料摘录表,详细阅读每一篇纳入的文献全文,提取相关的资料信息。提取的信息应该主要包括以下几个部分:

1. 一般资料 文献编号、题目、第一作者、发表年份、研究地点、来源、评价日期等。

2. 效应数据 随访时间、失访信息、退出信息,计量资料应收集每组的研究例数、均数、标准差,计量资料应收集每组研究例数、结局发生例数等。

3. 临床特征 包括研究类型;研究对象的情况,如研究对象的来源、诊断标准、入选和排除标准、种族、性别、年龄、疾病临床亚型、合并症等;干预措施的情况,如干预方法、干预的时间、随访时间等;结局测量的情况,如结局测量指标、测量方法、质量控制等。

4. 方法学质量　即存在可能对结果造成重大影响的偏倚的情况。

资料提取要求准确无误，资料摘录表要附有详细说明和定义，目的是使每位资料摘录者对每个项目的理解一致，提取的信息准确、一致。同样地，为了避免受提取资料的人员的主观影响，需要至少两人进行独立的资料提取，然后将提取结果进行核对，如果结果不一致，两人共同讨论达成一致意见或请第三方评议解决。当在提取过程中发现有必要的信息缺失，应当尽力获取该项资料，可联系原文作者取得该信息。若联系原文作者还是无法获得所需信息，可试图通过其他方式转化，如运用 Engauge Digitizer 等软件，将图形转化为数字。

六、资 料 分 析

对收集提取到的资料，可采用定性或定量的方法进行分析来获得相应的结果。系统评价不一定都要做 meta 分析，更重要的是全面系统收集证据及质量评价。有许多定性的系统评价，也具有很高的质量，有着重要的学术和实际意义。

（一）定性分析

定性分析是采用描述的方法，将每个临床研究的特征按照一般资料、临床特征、效应结果、方法学指标等重要结果进行总结并列成表格形式，以便读者能纵览有关该研究题目的所有纳入研究的各方面情况，了解各项研究的方法、结果之间的异同，使读者对该研究题目的目前的研究情况有所了解。另一方面，定性分析也是进行定量分析之前必不可少的一步，能够有助于下一步进行定量合成及其结果解释。

（二）定量分析

之所以在系统评价时，将纳入的研究进行结果的定量合成，综合出一个总的结果，其原理是，如果把不同研究者对相同问题进行的研究看作是从同一总体中进行抽样得到的一个随机样本，如果他们都是按照相同的设计得到的研究结果，并且可以获得每一项研究的结果，通过将这些研究的结果进行合成，就能得到一个更为可靠的，更接近于真实情况的综合结果。定量分析通常按照以下步骤进行操作：选择适当的效应指标、异质性检验、合并效应值、敏感性分析。

1. 选择适当的效应指标　效应指标（effect size），又称作效应量、效应值，是指临床上有意义或实际价值的观察指标改变量。观察指标可分为计数资料、计量资料。如果观察指标采用的是计数资料，例如，发病、死亡、有效、存活等，则可以选用的效应指标包括比值比（odds ratio，OR）、相对危险度（relative risk，RR）、绝对危险度（absolute risk，AR）等。具体选用哪一个，需要根据所纳入的研究类型而定，例如，病例对照研究应选 OR，队列研究应选 RR 或 AR。这几个效应指标的意义在流行病学研究方法中已经学习过，在此不再赘述。

如果观察指标采用的是计量资料，例如，血压值、体重、某因子的测量数值，这些具有单位的数值，则选用的效应指标主要包括均数差值（mean difference，MD）和标准化均数差值（standard mean difference，SMD）。MD 反映的是两组的某测量指标的差值，具有测量单位。而 SMD 是两组的差值除以两组的合并标准差，它将两组的差值进行了标准化，因此没有单位。两者适用于不同的情况，MD 适用于纳入的各研究之间的测量方法一致、单位一致的情况，得出的结果有测量单位，比较容易解释结果，尤其是当需要利用此综合结果作为某项阈值指标时，运用 MD 更具有现实意义。而 SMD 的优势在于不同研究采用了不同的测量方法、测量单位，这时直接将各研究结果进行合并可能不恰当，进行标准化以后就能解决此问题。但 SMD 没有单位，只能显示效应的方向和标准化后的大小。

2. 异质性检验　在将各研究的效应指标进行合并之前，还需要进行异质性检验。异质性检验（test for heterogeneity）又称为同质性检验（homogeneity test），是指对多个独立研究的同质性进行检验，以证实合并这些研究的合理性。之所以进行异质性检验，是因为纳入的各个研究的效应指标如果差异过大，强行合并的结果也并不准确可靠，此时就不该进行合并。研究之间效应指标的差异即异质性产生的原因，主要有两方面，一是临床异质性，包括研究纳入的研究对象、干预措施、暴露和结局的测量等存在差异；另一方面是方法学异质性，即研究之间的设计不同、方法学质量不同等。所以首先需要进行异质性的检验，如果异质性较小，在可接受的范围内，则可以进行合并；如果异质性较大，则需要分析异质性的来源。就像将苹果和苹果合并在一起，这样的做法是合理的。如果要将苹果和橘子合并在一起，如果把它们都看成是水果，那虽然两者间有一定的差异，但都是水果，这个异质性也在接受范围内，也可以进行合并。但如果是苹果和书桌合并，异质性已经超出接受范围了，此时就只有探索异质性的来源甚至不进行合并。

异质性检验的方法有 Q 检验法、图形目测法等。目前使用最为广泛的是 Q 检验法。Q 统计量定义为：$Q = \sum \omega_i (\theta_i - \bar{\theta})^2$。其中，$\omega_i$ 为第 i 个研究的权重值，θ_i 为第 i 个研究的效应量，$\bar{\theta}$ 为合并效应量，$\bar{\theta} = \dfrac{\sum \omega_i \theta_i}{\sum \omega_i}$，$k$ 为纳入的研究个数。Q 服从于自由度为 $k-1$ 的 χ^2 分布。Q 检验的无效假设为：所有纳入研究的效应量均相同（即：H_0：$\theta_1 = \theta_2 = \cdots = \theta_k$）。因此，如果 $Q < \chi^2_{(1-\alpha)}$，则 $P > \alpha$，不能认定研究间是存在异质性的，可以直接进行合并。如果 $Q > \chi^2_{(1-\alpha)}$，则 $P < \alpha$，表明纳入研究间的效应量存在的异质性具有统计学意义，可进一步计算异质指数 $I^2 = \dfrac{Q - (k-1)}{Q}$ $\times 100\%$，用以定量描述异质性的程度。$I^2 \leqslant 25\%$ 为低度异质性；$I^2 = 25\% \sim 50\%$ 为中度异质性，$I^2 > 50\%$ 则为高度异质性；$I^2 > 70\%$ 则为严重的异质性，此时需要讨论异质性的来源，甚至放弃直接合并。探索异质性来源的方法主要有：亚组分析、meta 回归、敏感性分析等。

同时需要注意的是，Q 检验的检验效能较低，如果纳入的研究数量较少，即使研究间存在较大的异质性，也未必能被检验出来，即发生了假阴性。另外，如果研究数量很多，即使研究间是同质的，Q 检验也容易出现假阳性。因此，对 Q 检验结果的解释要慎重，需要结合异质指数 I^2 以及森林图进行综合判断。

3. 合并效应值　根据异质性检验的结果，首先可以判断是否能够将各研究的效应指标进行合并，其次，如果可以进行合并，再根据异质性检验的结果，选择适当的方法来进行合并。若异质性不明显（大部分研究认为异质性检验无统计学意义且 $I^2 < 50\%$），同时假定理论效应指标为某一固定值，则纳入研究效应指标之间的差异是由随机误差造成的，此时，可采用固定效应模型（fixed effect model）来进行合并，估计合并效应指标。固定效应模型是以每个研究内方差的倒数作为权重。如果研究之间存在一定的异质性，但在可接受范围内（大部分研究认为 $I^2 \geqslant 50\%$），同时假定理论效应指标不是某一个固定的值，而是服从某种分布，则此时可以用随机效应模型（random effect model）来进行合并。随机效应模型将研究内方差与研究间变异之和的倒数作为权重，其结果比固定效应模型的结果更为稳健，但可信区间的精度会有所降低。

对于计数资料，合并效应指标的方法较多，有 Mantel-Haenszel 法、倒方差法（inverse-variance method）、Peto 法等。对于计量资料，可采用加权均数差值法（weighted mean difference）和标准化均数差值法（standard mean difference）。利用加权均数差值法得到的合并效应指标是均数差值 MD，MD 与 SMD 的区别和应用注意事项已在前有所介绍。

以上合并效应指标的各种方法的数学公式在此不一一进行介绍，目前，估计合并效应指标以及进行异质性检验，都有现成的分析软件可帮助完成，方便快捷，结果呈现清晰明了。最常用的是 review manager（Revman）软件，它是 Cochrane 协作网的专用软件，包含 meta 分析的各种分析功能。操作简单，结果直观。此外常用的还有 Stata、SAS、R 等软件。

当使用固定效应模型或随机效应模型将纳入的各研究的效应量进行合并时，通常需要用森林图（forest plot）将纳入的各个研究的效应量、合并效应量等结果表示出来。森林图是以统计指标和统计分析方法为基础，用数值运算结果绘制出的图形。它在平面直角坐标系中，以一条垂直的无效线（横坐标刻度为 1 或 0）为中心，用平行于横轴的多条线段描述了每个被纳入研究的效应量和可信区间，用一个菱形（或其他图形）描述了多个研究合并的效应量及可信区间。森林图简单直观地描述了 meta 分析的结果，是 meta 分析中最常用也是最重要的结果表达形式。

下面将以一个实例来介绍如何阅读森林图。

一项系统评价和 meta 分析评价了外周血中的白介素 6（IL-6）水平与房颤发生的关联，纳入的均为病例对照研究，综合评价房颤患者外周血中的 IL-6 水平是否与对照差异存在统计学意义。其绘制的森林图如图 7-1：

Study or Subgroup	Case Mean	SD	Total	Control Mean	SD	Total	Weight	Std. Mean Difference IV, Random, 95% CI	Year	Std. Mean Difference IV, Random, 95% CI
Roldán V 2003	5	2.83	191	3.2	2	74	6.3%	0.68 [0.41, 0.96]	2003	
Conway DS 2004	24	24.67	106	3	29.5	41	5.9%	0.80 [0.43, 1.17]	2004	
Dwayne S.G. 2004	14	22	54	3	29.5	41	5.8%	0.43 [0.02, 0.84]	2004	
Psychari SN 2005	8.3	9	40	2.9	2.4	46	6.0%	0.72 [0.35, 1.08]	2005	
Barani J 2006	37.4	57.3	36	25	44.9	186	6.0%	0.26 [-0.10, 0.62]	2006	
Gedikli O 2007	29	36	85	11.6	9.7	30	5.7%	0.55 [0.13, 0.97]	2007	
Neuman RB 2007	5,500	3,900	20	3,900	1,600	20	4.8%	0.53 [-0.11, 1.16]	2007	
Liuba I1 2008	1.57	0.83	10	1.64	1.16	10	3.8%	-0.07 [-0.94, 0.81]	2008	
Marcus GM 2008	3.76	1.3	46	2.52	0.83	925	6.2%	1.44 [1.14, 1.75]	2008	
Liuba I2 2008	3.87	3.39	8	1.64	1.16	10	3.4%	0.88 [-0.10, 1.87]	2008	
Ichiki H 2009	1.58	0.67	48	1.2	0.5	24	5.4%	0.61 [0.11, 1.11]	2009	
Qu YC 2009	568.35	137.61	25	250.5	62.18	25	4.0%	2.93 [2.11, 3.75]	2009	
Ki MR 2009	3.75	0.67	60	2.62	0.49	36	5.4%	1.84 [1.35, 2.33]	2009	
Marcus GM 2009	2,300	800	167	1,500	600	207	6.5%	1.15 [0.93, 1.37]	2009	
You L 2010	3.09	1.89	103	1.48	1.51	112	6.3%	0.94 [0.66, 1.22]	2010	
Li J 2010	4	2.8	305	1.3	4.5	150	6.5%	0.78 [0.58, 0.98]	2010	
De Gennaro L 2011	6.45	7.57	48	10.13	63.76	58	5.9%	-0.08 [-0.46, 0.31]	2011	
Cheng T 2012	6.39	2.1	122	2.9	1.02	63	6.0%	1.92 [1.56, 2.29]	2012	
Total (95% CI)			**1524**			**2058**	**100.0%**	**0.89 [0.64, 1.15]**		

Heterogeneity: Tau² = 0.25; Chi² = 142.87, df = 17 (P < 0.00001); I² = 88%
Test for overall effect: Z = 6.87 (P < 0.00001)

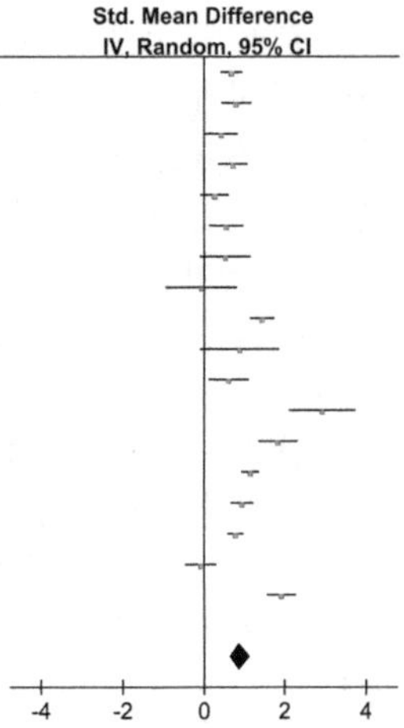

图 7-1　森林图

　　这是利用 Revman 软件制作出的一张标准的森林图。"Study or Subgroup"是纳入的各项研究的名称，每一项研究用作者的名字加上发表年份表示。第二项"Case"代表房颤病例组，下面的"Mean"代表病例组外周血 IL-6 水平的均值，"SD"代表病例组外周血 IL-6 水平的标准差。第三项"Control"代表未患房颤的对照组，下面的"Mean"和"SD"和之前的意义相同。第四项"Weight"代表各纳入研究所占的权重，本例采用的是随机效应模型进行合并，所以是研究内方差与研究间变异之和的倒数作为权重。第五项"Std. Mean Difference"是各纳入研究的效应指标 SMD 值及其 95%可信区间。下一行中的"IV"代表使用的合并效应指标的方法是倒方差法（inverse-variance method），"Random"代表采用的是随机效应模型。第六项是最右侧的图形，横轴代表效应指标的大小，即 SMD 值的大小。垂直于横轴的一条线是无效线，横坐标刻度 0 代表两组间差异没有统计学意义。平行于横轴的多条线段描述了每个被纳入研究的效应量和可信区间，线段上的绿色方形代表 SMD 值，方形的大小与该项研究的权重成正比，权重越大，方形越大，短横线起止即为可信区间的起止。下面的黑色实心菱形代表合并效应量，菱形的左右两个角代表了合并效应量的可信区间。图左下的"Heterogeneity"表示进行异质性检验的结果，"Tau²"为前面所述的研究间的变异，"Chi²"是进行 Q 检验的卡方值，"df"表示自由度，括号中的"P"代表进行异质性检验的 P 值，"I^2"为异质指数。最后一行"Test for overall effect"代表对合并效应指标进行的假设检验。研究发现房颤患者外周血中的 IL-6 水平显著高于对照组，说明外周血中的白介素 6（IL-6）水平与房颤发生存在关联。

　　4. 敏感性分析（sensitivity analysis）　是指比较不同方法对纳入研究进行的 meta 分析是否会得出不同结果的过程。不同的方法，指的是改变某些影响合并结果的重要因素，例如，研究质量、纳入标准、发表语言、人种等或选择不同的效应指标，来观察合并结果和异质性检验结果是否会发生本质的变化。如果敏感性分析没有从实质上改变结果，说明结果稳健可靠，否则在下结论时应谨慎。

选择适当的效应指标、异质性检验、合并效应值、敏感性分析，是一个 meta 分析必须具备的几个部分。此外，在资料分析中，还经常用到亚组分析、meta 回归等。

5. 亚组分析（subgroup analysis） 指将纳入的研究按照不同的特征，如不同的研究类型、研究质量、发表年代、样本量、疾病的临床亚型等划分成亚组，比较不同亚组之间的合并结果以及异质性检验的结果。类似于流行病学分析中的分层分析。进行亚组分析的目的，一方面可以探索异质性的来源。如前所述，如果异质性检验发现研究间存在严重的异质性，此时需要讨论异质性的来源，甚至放弃直接合并。如果通过某个因素进行亚组分析发现，某些亚组的异质性明显减小没有统计学意义，那这个因素就是潜在的异质性来源。另一方面，通过亚组分析，可能亚组之间的合并效应指标存在本质上的差异，除了可以解释异质性来源外，还能发现该分组因素对结果的重要影响，揭示更深层次的现象。例如，按照疾病的不同临床亚型分亚组，发现在某些临床亚型中，某治疗措施是有效的，但在另一些亚型中该治疗措施则无效。

6. meta 回归（meta regression） 是通过建立回归方程，来反映一个或多个解释变量与结果变量之间的关系，从而筛选出导致异质性的重要影响因素。回归方程中的结果变量是合并效应量，解释变量是研究或试验水平的一些特征：如研究设计、干预量、给药途径、疗程、患者的性别、年龄、研究样本量等。进行 meta 回归的目的，一方面可以探索异质性的来源，这也是 meta 回归最传统和最主要的目的；另一方面，也可以定量地研究某些协变量因素对效应量的影响。

7. 结果的解释与讨论 最后，需要清晰地陈述系统评价的研究结果、深入地讨论此结果、给出明确的结论。在陈述研究结果时，应清晰地总结定性分析的结果；对定量分析的结果，应给出合并效应量及其 95% 可信区间。就异质性检验、敏感性分析、亚组分析的情况而言，该合并结果是否稳健可靠，亚组分析是否发现了其他重要结果。对结果进行讨论时，应考虑该系统评价的推广性如何，纳入研究的研究对象、干预措施、测量方法等与实际操作的差距如何。该结果对患者、医生、管理者和决策者的意义何在。研究中是否存在某些局限性，将影响结果的解释。最后给出明确的结论，指出对临床实际的意义以及未来进一步研究的方向。

七、定 期 更 新

在完成某个系统评价后，并非置之不顾，还应注意该系统评价的更新，即定期收集新的原始研究，再按照前述步骤重新进行分析评价，及时更新和补充新的信息。

第三节 meta 分析的拓展

近年来，为了更好地解决各种临床问题，meta 分析的类型不断拓展，除了上述介绍的常规 meta 分析之外，还有单个率的 meta 分析、网状 meta 分析、个体数据 meta 分析、累积 meta 分析等。研究者可根据不同的研究目的选择适当的 meta 分析类型。

一、单个率的 meta 分析

前面提到，meta 分析的效应指标可分为计数资料（包括 OR、RR、AR 等）和计量资料（包括 SMD、MD 等）。此外，还有单个率。当研究者希望将各个原始研究中的某个率，例如，患病率、感染率、发病率、病死率、知晓率等，进行合并得到一个综合的结果时，即可采用单个率的 meta 分析。这时，通常原始研究只提供了某一组人群的某个率，或总人数和事件发生数，而不像其他 meta 分析类型的原始研究是提供的两组人群数据。

单个率的 meta 分析的设计实施步骤与上述常规 meta 分析类似，在质量评估部分，由于单个率 meta 分析的原始研究通常为横断面研究，所选择的质量评估工具也需要有针对性。在资料分析时，可采用 Revman、Stata、R 等软件对单个率进行合并。

二、网状 meta 分析

在临床实践中，经常会碰到许多不同干预措施的疗效差异尚无直接比较研究的证据，或虽有直接比较研究证据，但是相关研究数量较少或质量较低。当直接研究证据缺乏时，可通过对比公共对照措施进行间接比较，例如，通过干预措施 A vs. C 和干预措施 B vs. C 的结果，间接得出 A vs. B 的相对效果。如果直接证据不足，可以合并直接证据和间接证据。这就是网状 meta 分析（network meta-analyses，NMA）的思想。

网状 meta 分析可以同时进行直接与间接比较，即使是相比较的两种治疗药物从未进行过直接对比，该分析方法可以将一系列不同治疗方法随机临床试验数据汇总，然后就给定的治疗终点进行点及可信区间估计，同时对不相关性进行评估，又称为"混合治疗比较（mixed treatment comparison，MTC）""多种干预措施 meta 分析（multiple treatments meta-analysis，MTM）"等。网状 meta 分析的最大优势是可以对治疗同类疾病的不同干预措施进行综合评价并排序，进而帮助临床决策者选择最优的治疗方案。

网状 meta 分析的应用需要满足三个基本假设：同质性、相似性、一致性。

（1）同质性（homogeneity）：即所纳入研究之间是同质的，其含义与上述常规 meta 分析中提到的同质性的含义一致。其检验方法与传统直接比较 meta 分析相同，一般用 Q 统计量、I^2 检验，若检验结果差异无统计学意义，可认为纳入研究具有同质性，采用固定效应模型进行合并；否则需要探讨异质性来源，当无法解释统计学异质性时，采用随机效应模型进行合并，或提示不宜对纳入研究进行合并。

（2）相似性（similarity）：包括临床相似性和方法学相似性。①临床相似性指

A vs. *C* 和 *B* vs. *C* 的两组试验中研究对象、干预措施和结局测量等的相似性；②方法学相似性指两组试验的质量相似性。目前相似性假设没有公认的方法来检验，只能通过比较纳入试验特征进行主观判断，或者通过敏感性分析、亚组分析以及meta 回归来识别。

（3）一致性（consistency）：若既有直接比较结果又有间接比较结果，或同时有多个间接比较结果（例如，*A* vs. *B* 可以通过 *A* vs. *C* 和 *B* vs. *C* 获得，也可以通过 *A* vs. *D* 和 *B* vs. *D* 获得）在决定是否合并这些结果时，需进行一致性检验。如果各比较结果之间差异小的话，认为符合一致性假设，可以进行合并；如果出现不一致性，需探讨出现不一致性可能的原因并考虑是否应合并直接比较和间接比较证据。当前，进行一致性检验主要使用布赫（Bucher）法或拉姆利（Lumley）法。

网状 meta 分析的设计实施步骤也同常规 meta 分析基本一致，在资料分析时，可将 Stata、R、WinBUGS 等软件联合使用。在呈现研究结果时，网状 meta 分析除了与常规 meta 分析一样，需要提供纳入研究基本特征、发表偏倚分析结果等之外，还需要提供网状 meta 分析证据网络图（network graph），用以直观地展示该网状 meta 分析纳入的干预措施有哪些、每两种干预措施是否有直接比较的证据、每两种干预措施比较效果研究的数量、样本量等。还需提供每两种干预措施比较效果的 meta 分析结果图，并分别说明直接比较和间接比较的合并结果。此外还提供排序图，用以展示每种干预措施排到各个名次或第一的概率、平均排序，还有一致性检验的结果。在评价多个干预措施时，不仅要关注疗效，不良反应以及经济效益也是需要考虑的问题。目前有一些网状 meta 分析整合了三方面的信息，结果更加全面合理，能够为临床决策者提供更全面充分的信息辅助决策。

三、个体数据 meta 分析

个体数据（individual patient data，IPD）meta 分析，和常规 meta 分析不同，它不是利用已发表的研究，对其结果进行合并，而是通过与研究者联系获得研究的原始数据，进行个体数据的 meta 分析。因为 IPD meta 数据不限于已发表的数据，而是获得原始数据，极大减少了常规 meta 分析中常见的发表偏倚和异质性；可以确认受试者实际分配方案，保证数据的准确性和完整性等，减少偏倚并进行更加复杂的多变量统计分析。高质量的个体数据 meta 分析被认为是医疗干预措施效果系统评价的金标准。但能否获取原始数据是其实施的关键。

四、累积 meta 分析

累积 meta 分析（cumulative meta-analysis），是指各原始研究按照某个变量的变化依次引入 meta 分析的一种独特的显示方法。累积变量最常见的模式是按照年代顺序排列，此时结果会显示证据是如何随时间累积而变化的。当然，单个原始研究也可以按照其他变量（如样本量大小、研究质量等）进行排序，逐步引入 meta分析。

常规的 meta 分析只对各个研究做一次综合分析，能综合地反映研究结果，却不易辨明先前各研究结果对综合结果的影响。而累积 meta 分析由于每次研究加入后，重复一次 meta 分析，将按一定的顺序排列累积的结果用图表来表示，可以反映出研究结果的动态变化趋势，而且用于评估各研究对综合结果的影响。

具体的设计实施方法与常规的 meta 分析基本一致，只是增加了随某一变量逐渐变化，将各原始研究依次引入 meta 分析，呈现出累积 meta 分析结果。

第四节　质量控制

在系统评价的整个过程中，如果设计或实施存在问题则可能引入偏倚，导致结果偏离真实值。系统评价的偏倚可能有以下几种：

1. 文献收集偏倚　指在文献收集阶段，由于检索来源不够全面，或者检索策略制定有误，导致收集到的文献不是有关该题目的全部已发表和未发表的文献，由此而产生偏倚。

在文献收集偏倚中，最重要的一类称作发表偏倚（publication bias），即有统计学意义的研究结果比无统计学意义的研究更容易投稿和被发表，由此而产生的偏倚。对于阴性结果，作为杂志编辑可能不愿接收和发表此类无统计学意义的结果，投稿者也不愿投稿。所以即使用周密的检索策略和手段，也不可能获取到此类未发表的研究，可能会造成假阳性结果，从而造成偏倚。

检验发表偏倚的存在，有多种方法，漏斗图（funnel plot）是最常用的一种方法，漏斗图是基于研究的样本量（或精度，即效应量标准误的倒数）与效应量（或效应量的对数）所绘制的散点图。漏斗图的前提假设是效应量估计值的精度随着样本量的增大而提高，效应量估计值的变化范围也随精度的增加而逐渐变窄，最后趋近于点状，其形状类似于一个堆成倒置的漏斗，故称漏斗图。即样本量小的研究，数量多、精度低，分布在漏斗图的底部且左右对称排列；样本量大的研究，精度高，分布在漏斗的顶部，且向中间（合并效应量）集中。利用漏斗图可以直观地观察原始研究的效应量估计值是否与样本量有关。当存在发表偏倚时，漏斗图往往呈现不对称的偏态分布。原则上要求原始研究的数量在 10 个以上时，才能绘制漏斗图。

图 7-2 即为评价外周血中白介素 6（IL-6）水平与房颤发生的关联的 meta 分析中，利用 Stata 软件绘制的漏斗图，横轴为效应量 SMD 值，纵轴为 SMD 值的标准误，反映了精度。每一个黑色的点代表每一个纳入的研究。这里显示所有研究围绕中心线对称排列，表明发表偏倚不明显。

除了图形检验之外，埃格（Egger）和贝格（Begg）都开发出检验漏斗图的统计学方法，分别为 Egger 回归和 Begg 检验，可以定量地检验发表偏倚，需要运用 Stata 软件进行操作。

为了避免文献收集偏倚，在收集文献时要力求全面、系统。检索策略的制定要合理准确，避免单一语言检索，收集多种语言的文献，注意收集灰色文献，包括一些会议论文、学位论文、制药工业报告等。

2. 纳入标准偏倚　指在文献的纳入筛选阶段，由于未按照统一的纳入排除标准进行筛选文献，导致纳入的文献存在偏倚。主要原因是在设计阶段，纳入排除标准制定不合理，定义不清晰，导致后续实施阶段对标准的理解有偏差。因此，为避免纳入标准偏倚，应制定合理的标准，力求按照统一的纳入和排除标准筛选文献。

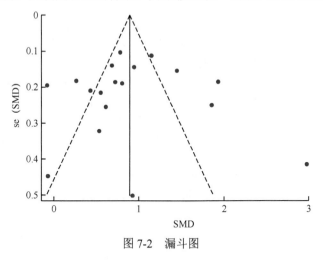

图 7-2 漏斗图

3. 筛选者偏倚 指在文献筛选阶段，由于不同筛选者对纳入标准的理解有所偏差，如果只有一人进行文献筛选，则容易导致偏倚。因此，为避免筛选者偏倚，应至少有两人同时进行，对于有争议的文献，可通过共同讨论达成一致意见或请第三方评议解决。

4. 数据摘录偏倚 指从纳入文献中摘录信息时，由于对摘录条目的理解有误，或粗心摘录错误，导致摘录的信息存在偏倚。为了避免数据摘录偏倚，也应至少有两人同时进行，互相比对核查摘录信息的准确性。

第五节　研 究 实 例

外周血中炎症和凝血因子水平与房颤患者发生卒中和血栓栓塞事件的关联：系统评价和 meta 分析

一、研 究 背 景

房颤是临床上最常见的快速性心律失常之一，房颤患者发生卒中和血栓栓塞事件的风险大约是未患房颤人群的 5 倍，是房颤患者致死、致残的主要原因。近年来研究发现，一些生物标志物能够预测房颤患者不良事件的发生。有不少研究探索了外周血中炎症和凝血因子在房颤中预测卒中和血栓栓塞事件的能力，但是这些研究结果并不一致。因此，拟开展一项系统评价和 meta 分析，综合评估外周血中炎症和凝血因子与房颤患者发生卒中和血栓栓塞事件的关联。

二、研究方法

1. 检索策略　检索发表于 PubMed、EMBASE、Web of Science、中国生物医学文献数据库（CBM）中的文献，截止至 2014 年 9 月。所用检索词为"platelet""platelet factor-4""β-thromboglobulin""P-selectin""D-dimer""fibrinogen""prothrombin fragment 1+2""thrombin-antithrombin""antithrombin-III""a$_2$-antiplasmin""fibrinopeptide A""tissue-type plasminogen activator""urokinase-typeplasminogen activator""plasminogen activator inhibitor""plasmin-antiplasmin complex""von Willebrand factor""soluble thrombomodulin""hemostatic markers""C-reactive protein""interleukin-1""interleukin-6""interleukin-8""interleukin-10""interleukin-18""tumor necrosis factor""human transforming growth factor""white blood cell""inflammatory markers""biomarker""prognosis""prognostic"和"atrial fibrillation"。并手工检索了所有检索出文献的参考文献，以及相关综述的参考文献。由两位研究者独立检索文献。按照 *Meta-analysis of Observational Studies in Epidemiology*（MOOSE）指南开展本系统评价。

2. 筛选文献　纳入的以人为研究对象的研究需满足如下条件：①病例对照或队列研究；②研究外周血中炎症和凝血因子与房颤患者发生卒中和血栓栓塞事件的关联。如果有基于相同或重复的数据发表的研究，选择最新发表的或是最大样本量的那个研究。

3. 质量评估　两位研究者独立对纳入研究的质量采用 Newcastle-Ottawa scale 进行评估，原版量表中对做得合理的部分给予的是星，我们在此基础上进行了修改，如果某个部分做得较为合理，将得到的一颗星改为了得到一分，这样对纳入研究进行质量评分，最低分为 0 分，最高分为 9 分。评价文献过程中存在的分歧，通过共同讨论达成一致意见。

4. 资料提取　两位研究者采用标准的数据提取表格对纳入研究里的所需资料进行提取，包括发表信息（第一作者姓名、发表年份、国家、研究设计），样本量，研究对象平均年龄，平均随访时间，不良结局，效应指标的相关信息。如果研究中提供的是 *HR* 值，从 Cox 回归模型中提取该 *HR* 及其 95%可信区间以及对不同不良结局的截断值。如果在同一个研究中同时提供了单因素和多因素 Cox 回归的结果，那么我们选择提取调整了最多协变量的多因素 Cox 回归模型中的 *HR* 及其 95%可信区间。如果文中没有提供 *HR* 及其 95%可信区间，联系作者请求给予相关数据，或者利用软件 Engauge Digitizer 4.1 从 KM 曲线中提取相关数据。如果文中提供的是炎症或凝血因子的水平，提取各组均数和标准差。如果文中提供的是因子的中位数和四分位数间距或全距，将其转换为均数和标准差。资料提取过程中存在的分歧，通过第三位研究者决定。

5. 统计分析　如果原文中提供的是 *HR* 及其 95%可信区间，采用倒方差法合并 *HR*；如果是因子水平的均数和标准差，采用 SMD 进行合并。用 I^2 定量描述异质性的程度。$I^2 \geq 50\%$ 则存在显著异质性，使用随机效应模型对结果进行合并；否则，采用固定效应模型进行合并。采用 Revman5.2 软件（Revman software，version 5.2，Cochrane Collaboration，Oxford，UK）进行统计分析。

三、研　究　结　果

1. 纳入研究的基本情况　初步检索到 1670 个原始研究，通过筛选题目和摘要排除了 1590 个，接着详细阅读剩下的 80 个，最终将 27 个原始研究共计 22 176 名研究对象纳入了最终的 meta 分析（图 7-3）。在纳入的 27 个研究中，12 个是队列研究，另外 15 个是病例对照研究；共有 18 个研究探索了房颤患者外周血中炎症和凝血因子与房颤患者发生卒中的关联，10 个研究探索了外周血中炎症和凝血因子与房颤患者发生血栓栓塞事件的关联。研究中所涉及的因子有 D-dimer、fibrinogen、soluble thrombomodulin（sTM）、PAI-1、platelet count、mean platelet volume（MPV）、white blood cell（WBC）count、von Willebrand factor（vWf）、P-selectin，prothrombin fragment 1+2（F1+2）、platelet factor-4（PF4）、β-thromboglobulin（BTG）、tissue-typeplasminogen activator、thrombin-antithrombin（TAT）、factorⅧ、antithrombin-Ⅲ（AT-Ⅲ）、CRP，interleukin-6（IL-6）、tumour necrosis factor-α、interleukin-1β。队列研究的平均随访时间范围从 1.3 年到 16.8 年。在质量评价方面，只有一篇病例对照研究得到了 5 分，其他的研究都至少得到了 6 分。

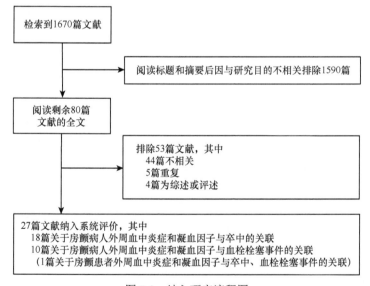

图 7-3　纳入研究流程图

2. 房颤患者外周血中炎症和凝血因子与房颤患者发生卒中的关联　在 18 个探索房颤患者外周血中炎症和凝血因子与房颤患者发生卒中关联的研究中，有 7 个是队列研究，另外 11 个都是病例对照研究。CRP、D-dimer、TAT、F1+2、fibrinogen、PAI-1、platelet count、P-selectin 和 vWf 至少在两篇文献中都有报道，因此这些因子被纳入了 meta 分析（表 7-1）。研究结果发现，外周血中的 PAI-1 和 TAT 的水

表 7-1 不同标志物与卒中及血栓栓塞事件关联的 meta 分析结果

Adverse outcome	Biomarker	Pooled effect size		Test for overall effect (P value)	Heterogeneity	
		SMD	HR		Q-test (P value)	I² (%)
Stroke	PAI-1	0.89 (0.20, 1.59)	—	0.01	0.14	53
	TAT	1.43 (0.40, 2.47)	—	0.007	0.06	72
	CRP	−0.14 (−0.73, 0.46)	—	0.65	0.01	78
	D-dimer	0.14 (−0.28, 0.55)	—	0.52	0.17	43
	Platelet count	0.07 (−0.31, 0.44)	—	0.72	0.10	57
	F1+2	1.56 (−1.24, 4.35)	—	0.28	<0.001	95
	Fibrinogen	−0.03 (−0.71, 0.65)	0.94 (0.32, 2.78)	0.93 (SMD) 0.91 (HR)	0.0008 (SMD) 0.84 (HR)	86 (SMD) 0 (HR)
	vWf	—	1.14 (0.76, 1.72)	0.53	0.48	0
	P-selectin	—	0.87 (0.38, 2.00)	0.74	0.84	0
thromboembolic events	D-dimer	0.93 (0.36, 1.50)	2.90 (1.22, 6.90)	0.001 (SMD) 0.02 (HR)	0.18 (SMD) 0.67 (HR)	45 (SMD) 0 (HR)
	Fibrinogen	0.62 (0.00, 1.25)	—	0.05	0.05	74
	CRP	0.19 (−0.61, 0.98)	—	0.65	0.03	78
	Platelet count	−0.02 (−0.87, 0.83)	—	0.96	0.007	86
	F1+2	0.22 (−0.10, 0.54)	—	0.19	0.83	0

注：PAI-1, plasminogen activator inhibitor-1; TAT, thrombin-antithrombin; CRP, C-reactive protein; vWf, vonWillebrand factor; F1+2, prothrombin fragments 1+2; SMD, standard mean difference; HR, hazard ratio; −, not available

平在发生卒中的房颤患者中要显著高于未发生卒中者，合并 SMD 分别为 0.89（95% *CI*, 0.20～1.59；*P*=0.01）和 1.43（95% *CI*, 0.40～2.47；*P*=0.007）（图 7-4）。CRP、D-dimer、F1+2 以及 platelet count 的水平在卒中和未卒中的房颤患者中差异没有统计学意义，合并 SMD 分别为–0.14（95%*CI*, –0.73～0.46；*P*=0.65），0.14（95% *CI*, –0.28～0.55；*P*=0.52），0.07（95% *CI*, –0.31～0.44；*P*=0.72），1.56（95% *CI*, –1.24～4.35；*P*=0.28）（图 7-4）。

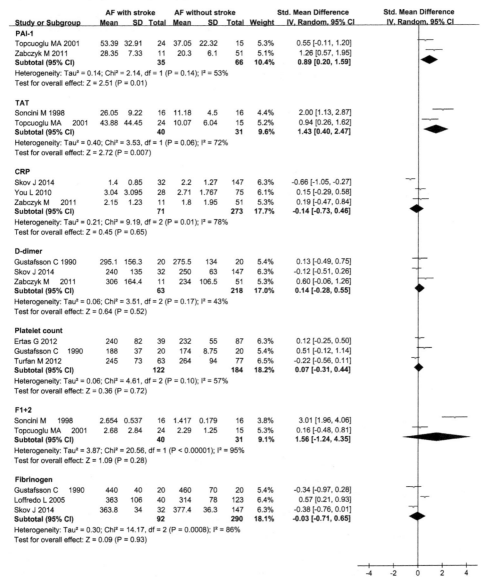

图 7-4 房颤患者外周血中 PAI-1、TAT、CRP、D-dimer、Platelet count、F1+2、Fibrinogen 与卒中发生关联的 meta 分析森林图

对队列研究进行合并，发现 vWf 和 P-selectin 的水平都与卒中的发生没有关联，合并 HR 分别为 1.14（95% *CI*，0.76～1.72；*P* = 0.53）和 0.87（95% *CI*，0.38～2.00；*P* = 0.74）。对于 fibrinogen，队列研究和病例对照研究的合并结果一致，发现其与卒中的发生没有关联，队列研究的合并 HR 为 0.94（95% *CI*，0.32～2.78；*P*=0.91），病例对照研究的合并 SMD 为–0.03（95% *CI*，0.71～0.65；*P* = 0.93）（图 7-5）。

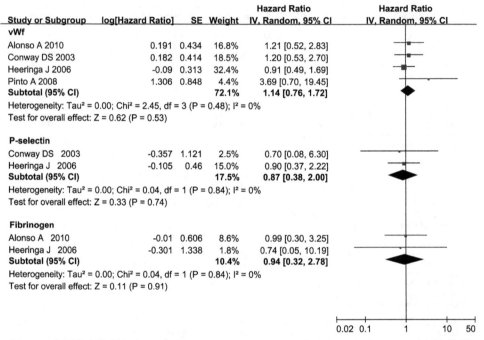

图 7-5　房颤患者外周血中 vWf、P-selectin、Fibrinogen 与卒中发生关联的 meta 分析森林图

敏感性分析，我们将 2 篇质量较低（评分小于 7 分）的文献排除了再进行 meta 分析，其结果没有本质的改变。

另外有 3 篇关于 CRP、1 篇关于 vWf、1 篇关于 P-selectin 的研究没有纳入 meta 分析，因为数据不足，但是这几篇研究的结果和 meta 分析的结果是一致的。剩下的因子，包括 MPV、IL-6、sTM、TNF-α、WBC、IL-1β、BTG、PF4、tissue-type plasminogen activator、AT-Ⅲ由于相关研究数量太少（小于 2 篇）或者是没有提供一致的效应指标，导致无法进行 meta 分析，仅定性描述。

3. 房颤患者外周血中炎症和凝血因子与房颤患者发生血栓栓塞事件的关联　在 10 个探索房颤患者外周血中炎症和凝血因子与房颤患者发生血栓栓塞事件关联的研究中，有 4 个是队列研究，meta 分析结果发现，外周血中升高的 D-dimer 水平与血栓栓塞事件风险增高有关，合并 HR 为 2.90（95% *CI*，1.22～6.90；*P* =0.02）（图 7-6），2 个病例对照研究的 meta 分析结果与队列研究一致，合并 SMD 为 0.93（95% *CI*，0.36～1.50；*P* =0.001）（图 7-7）。fibrinogen，CRP，F1+2 水平和 platelet count 与血栓栓塞事件没有显著关联。

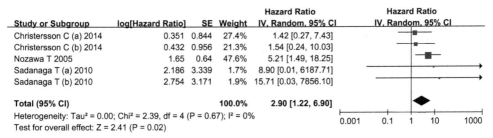

图 7-6　房颤患者外周血中 D-dimer 与血栓栓塞事件发生关联的 meta 分析森林图

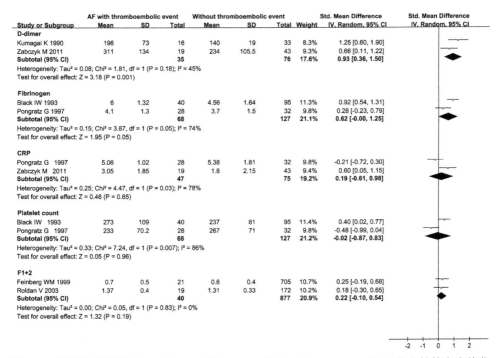

图 7-7　房颤患者外周血中 D-dimer、Fibrinogen、CRP、Platelet count、F1+2 与血栓栓塞事件发生关联的 meta 分析森林图

由于设计的研究数量不足，WBC、IL-6、sTM、PAI-1、PF4、BTG 没有纳入 meta 分析，仅定性描述。

4. 异质性检验和来源探讨　异质性检验发现病例对照研究中存在显著异质性，而队列研究中没有。异质性的来源可能是研究对象的平均年龄、平均随访时间、标志物划分为二分类变量的截断值。

四、研 究 结 论

房颤患者外周血中的 PAI-1、TAT 与卒中发生显著相关，D-dimer 与血栓栓塞事件显著相关。在该领域还需要更多设计严谨的相关研究，对多种标志物与多种不良结局事件的关联进行研究，其中的某些炎症和凝血因子可能对辅助临床决策起到重要作用。

（邬　娜　李亚斐）